U0123605

护血管、控血压、防心梗

实用图解版

主 编—————— 胡大一

副主编—————— 仝其广

中国轻工业出版社

图书在版编目（CIP）数据

护血管、控血压、防心梗实用图解版 / 胡大一主编；
全其广副主编. —北京：中国轻工业出版社，2024.1
ISBN 978-7-5184-4575-2

Ⅰ.①护… Ⅱ.①胡… ②全… Ⅲ.①心脏血管疾病
—防治—图解 Ⅳ.①R54-64

中国国家版本馆CIP数据核字（2023）第192940号

责任编辑：赵 洁 责任终审：李建华 整体设计：悦然生活
策划编辑：付 佳 责任校对：朱燕春 责任监印：张京华

出版发行：中国轻工业出版社（北京鲁谷东街5号，邮编：100040）
印 刷：北京博海升彩色印刷有限公司
经 销：各地新华书店
版 次：2024年1月第1版第1次印刷
开 本：710×1000 1/16 印张：12
字 数：200千字
书 号：ISBN 978-7-5184-4575-2 定价：49.80元
邮购电话：010-85119873
发行电话：010-85119832 传真：85119912
网 址：http://www.chlip.com.cn
Email：club@chlip.com.cn
如发现图书残缺请与我社邮购联系调换
230799S2X101ZBW

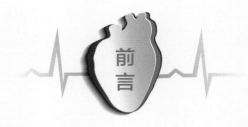

前言

　　《中国心血管健康与疾病报告2022》概要显示，我国城乡居民疾病死亡构成比中，心血管疾病占首位，每5例死亡中就有2例死于心血管疾病。心血管疾病致残致死往往就在一瞬间。所以，心血管疾病防控的根本在于防。人生最珍贵的东西莫过于健康，不少人在拥有健康时，并未真正意识到它的珍贵，在永远失去之后才痛心疾首。《扁鹊见蔡桓公》中，扁鹊几次见蔡桓公，希望帮他诊治疾病，蔡桓公都没有当回事儿，直到感觉身体不舒服去请扁鹊时，他已经病入膏肓，无药可医。

　　"上医治未病"，治疗疾病可能是10个医生解决1个患者的问题，而教大家预防疾病则是1个医生帮助成千上万个人解决可能出现的问题。在尚未发病的时候未雨绸缪，打造或留住健康的体魄好过出现故障后的修修补补。

　　但是，当前我们的医疗服务体系很像生产名牌汽车的工厂，只卖汽车不办4S店，偏爱支架、搭桥等技术，而对出院后的管理和随访工作做得很有限。

　　心血管疾病的高危人群和患者应该统一管理：他们不仅需要药物、支架、搭桥，在日常生活中还需要"五个处方"（营养处方、运动处方、戒烟处方、心理处方、药物处方），以及以人为本、以团队服务为模式的全面医疗管理服务体系，而不是单纯提供最贵的支架和药物。

　　我呼吁，要大办心血管疾病的"4S店"，对高危人群做好健康管理，对患者做好康复管理。同时，从营养、运动、戒烟、心理、药物这五个方面全面保护心血管。

　　最后，送给大家一段"健康三字经"，祝大家健康长寿！

　　　　管住嘴、迈开腿、零吸烟、多喝水、好心态、莫贪杯。
　　　　睡眠足、别过累、乐助人、心灵美、家和睦、寿百岁。

（胡大一）

2023年9月

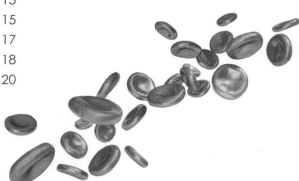

处方 **1** 营养篇

─Part─
1 养护心血管如何安排日常饮食

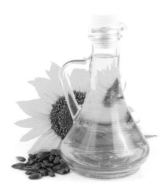

Part 4 预防血液黏稠，避免冠状动脉硬化、脑血栓

Part 7 预防血尿酸升高，避免高尿酸血症、痛风

处方 2 运动篇

处方 3 戒烟篇

Part 1 吸烟是明确的心血管疾病危险因素

Part 2 这些方法能让你成功戒烟

处方 **4** 心理篇

处方5 药物篇

6 实战篇
心血管疾病对症调养方案

Part 3　血脂异常，坏胆固醇是"大恶人"

Part 4　糖尿病，别让血糖坐过山车

Part 5　心力衰竭是"杀手"

关注心血管健康，
拥有更高质量的生活

　　心血管系统是人体最重要的系统之一，会直接影响全身各个系统。做好心血管疾病的预防可以促进癌症、糖尿病、阻塞性肺疾病、慢性肾脏疾病与视力障碍的防控。这就是近年来流行的"一带五"的概念。

　　要想了解自己心血管系统的健康状况，除了到医院做检查外，还可以凭自我感觉做初步判断。

　　长期以来，人们认为心血管系统疾病是老年人才会得的病。实际上，许多中年人也面临这个问题。其实，心血管疾病是一个连续发展的过程，明显的症状表现在中老年，但可能在青少年时期就已经埋下了病因。所以不管是青少年还是中老年，都要特别重视心血管的养护。

全方位了解心血管系统

血管间和谐相处，维持身体平衡状态

　　身体里的血管家族有很多分支，包括动脉、静脉和毛细血管。动脉和静脉是输送血液的管道，毛细血管是血液与组织进行物质交换的场所。全身血管构成封闭式管道，动脉与静脉通过心脏连通。其中，动脉是运送血液离开心脏的血管，从心室发出，有很多分支，最后移行于毛细血管；而静脉是导血回心的血管，起于毛细血管，止于心房。

主动脉	小动脉
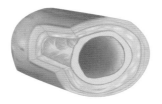	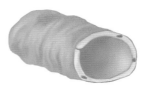
管壁弹性纤维多，弹性大，能够促进心室射出的血向前流动。如果我们把心脏比喻为泵血的泵，主动脉则为二级泵。	管壁平滑肌较发达，在神经体液的调节下，可收缩或舒张，改变管腔大小，影响局部血流阻力。

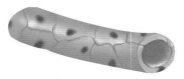
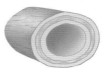
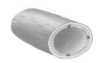

毛细血管	静　脉
体内新旧物质的交换场所，血液在这里吸收氧气与营养物质，排出二氧化碳和代谢废物。	将身体各部的血液导回心脏，起始于毛细血管，逐渐变粗。

血液中存在功能各异的"运输兵"

人体 70% 以上是由水组成的，大部分水都构成了血液；没有水就没有人体，没有血液，人体的血管、脑、心脏也就没有用武之地了。血液是一个载体，本身有不同的功能（帮助排毒、调节体温等）。干净的血液是身体健康的基础。血液经离心后，分成明显的三层，最上层是较清澈的血浆，占 50%～60%，血浆90% 以上是水，还有一些血浆蛋白、电解质等物质；中层是一小部分白细胞及血小板，最下层是红细胞，二者总和占 40%～50%。其中，白细胞在抵御病原的入侵和对疾病的免疫方面起着重要作用。详情见下表。

白细胞的种类和功能

种类	功能	异常说明	
嗜酸性粒细胞	**特种兵：**结合体内的抗原，引起过敏反应，预防寄生虫感染	增多见于：过敏性鼻炎、哮喘等过敏疾病；湿疹等皮肤病；风湿性疾病等	
		减少见于：压力大；急性或慢性感染	
嗜碱性粒细胞	**调节员：**对抗嗜酸性粒细胞过多，参与脱敏反应	增多见于：慢性粒细胞白血病；慢性溶血等	
		减少见于：过敏反应、甲亢、长期使用类固醇药物等	
中性粒细胞	**先遣兵：**出现伤口时最先到达伤口，引起炎症反应，保护伤口	增多见于：急性和化脓性感染；中毒，如酸中毒、尿毒症、铅中毒等	
		减少见于：伤寒、麻疹、放疗；自身免疫性疾病等	
淋巴细胞	**狙击手：**制造抗体，在适应性免疫中起关键作用	增高见于：百日咳、病毒感染、淋巴细胞性白血病等	
		减少见于：免疫不全、使用类固醇药物、肾衰竭等	
单核细胞	**预备员：**必要时可以分化为巨噬细胞	增高见于：贫血、疟疾、病毒性肝炎、败血症、甲亢等	
		减少见于：类风湿关节炎、人类免疫缺陷病毒（HIV）感染等	

注：以上内容参考《化验单一看就懂》。

影响心血管功能的因素有哪些

体重

肥胖者患心血管疾病的风险是普通人的 2~3 倍。肥胖是指超过标准体重 20% 以上，或 BMI ≥ 28 千克/米^2。BMI = 体重（千克）÷身高的平方（米^2）。

胆固醇

主要是低密度脂蛋白胆固醇（LDL）过高，会直接导致冠状动脉粥样硬化，使心脏出现缺血性改变。

血压

血压是心血管健康的"晴雨表"，血压越高，心脏把血液送到全身各处的阻力就越大，心脏和血管负担越重，甚至可能诱发心力衰竭。

血糖

血糖高会损害小血管，引起眼底出血或脑出血，还会引发肾病甚至肾衰竭，还可能引起动脉粥样硬化。

饮食

高盐、高糖、高脂肪等不良的饮食习惯会增加患心血管疾病的风险。

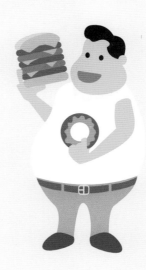

运动

不常运动的人患冠心病的风险比经常运动的人高出 2 倍以上。

饮酒

长期大量饮酒可影响心血管健康，增加心血管负担，加重心肌缺血，诱发心肌梗死、心律失常等。

吸烟

长期吸烟可能引发冠心病，还可能引发血管痉挛、心肌缺血、心律失常等。

酒

心理因素

长期心理压力大会影响身体的炎症反应机制，进而导致心脏病等病情加剧。

那些发生于心血管系统的疾病

动脉粥样硬化

动脉粥样硬化的最初起因是血液中含有过量的脂肪和胆固醇。这些物质能渗透动脉内膜，形成沉积而导致动脉粥样硬化。动脉粥样硬化可发生在身体任何部位的动脉，包括供给大脑血液的动脉。如大脑动脉发生粥样硬化，很可能导致脑卒中（即中风）。沉积物逐渐增加会形成隆起的斑点，就是一种凸向血管腔的硬化斑块，会造成血管狭窄甚至闭塞，如同自来水管或水壶嘴被长年堆积的水垢堵塞一样。吸烟、血胆固醇含量升高、高血压是引起动脉粥样硬化的主要危险因素。

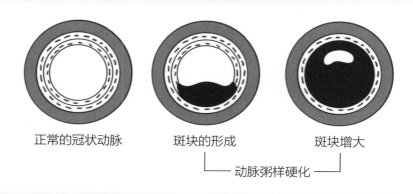

正常的冠状动脉　　　斑块的形成　　　斑块增大

└── 动脉粥样硬化 ──┘

冠心病

冠心病是冠状动脉粥样硬化性心脏病的简称，是由于冠状动脉粥样硬化而使血管腔狭窄或闭塞，或因为冠状动脉功能性改变导致冠状动脉痉挛，造成心肌缺血、缺氧或坏死而引发的心脏病。

心力衰竭

心力衰竭是各种心脏病发展到后期的严重阶段，根据发作情况分为代偿期和失代偿期。冠心病、高血压、心脏瓣膜病、心肌缺血或坏死最终都会发展至心力衰竭。

慢性心力衰竭是心肌梗死幸存者 10～15 年后的常见归宿。因为慢性心力衰竭预后差，花费巨大，已经成为全球性医疗负担最重的疾病之一。急性心力衰竭是由于急性心脏病变引起，或感染等因素诱发心脏排血量骤然降低，不能满足正常全身代谢对血流的需要，造成组织器官灌注不足和急性淤血综合征。急性心力衰竭可能突然发病，也可能在慢性心力衰竭的基础上急性加重。

血脂异常

血脂是血液中所有脂类物质的总称，它包括胆固醇、甘油三酯、磷脂及游离脂肪酸等。

血脂异常对身体的损害是隐匿的、渐进的和全身性的。在早期和轻度时，几乎没有任何症状，容易被忽视。但日积月累，血脂异常会造成血液黏度增加。脂类沉积在血管壁上，向血管腔内凸出，造成血管腔狭窄甚至闭塞，致使血液流通不畅，引发心脑缺血，甚至坏死（心肌梗死和脑卒中）。

高血压

在未服用降压药物的情况下，舒张压≥90毫米汞柱和（或）收缩压≥140毫米汞柱者可诊断为高血压。

高血压是心脑血管疾病的重要危险因素。高血压患者并发脑卒中、心肌梗死、糖尿病的相对危险分别为血压正常者的3.41倍、2.23倍和3.06倍。

以脑卒中为例，70%～80%的脑卒中患者有高血压病史。血压值每升高5%，脑卒中发病率增加50%以上。我国每年患脑卒中而活下来的患者有500万～600万，其中75%以上留有不同程度的后遗症。

糖尿病

血糖在体内的代谢是由胰岛素调节的。葡萄糖进入血液成为血糖，胰岛素决定血糖发挥什么作用：是被立即吸收利用，向细胞提供短期内所需的热量，还是被储存在脂肪、肝脏和肌肉中，供身体长期利用。

当胰岛素分泌减少或者胰岛素工作能力下降时，血糖的调节就会发生异常，血糖升高，若不及时控制最终会发展为糖尿病。

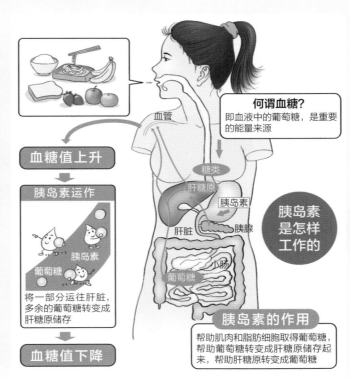

血管

血糖值上升

胰岛素运作

胰岛素

葡萄糖

将一部分运往肝脏，多余的葡萄糖转变成肝糖原储存

血糖值下降

何谓血糖？
即血液中的葡萄糖，是重要的能量来源

糖类

肝糖原

胰岛素

肝脏　胰腺

小肠

葡萄糖

胰岛素是怎样工作的

胰岛素的作用
帮助肌肉和脂肪细胞取得葡萄糖，帮助葡萄糖转变成肝糖原储存起来，帮助肝糖原转变成葡萄糖

五大处方守护心血管健康

营养处方

营养处方需要遵循因人而异的原则。建议心血管疾病高危人群和患者坚持低盐、低脂、低糖的饮食原则，减少病从口入的机会。很多患者认为健康饮食就是吃素。事实上，富含蛋白质的肉类并不需要完全忌食，需要根据患者的实际情况，进行个体化营养选择。

运动处方

在现代医疗手段逐渐丰富的今天，很多人相信药物和仪器能治疗疾病，却渐渐忽略了运动在治疗和康复中的重要作用。有氧运动有降血压、降血糖、纾解不良情绪、改善睡眠的功效。所以，建议大家根据自身的身体情况制订个性化的运动方案。

戒烟处方

这是心血管疾病康复过程中最应该被重视的环节之一。如果患者做完支架手术后不戒烟，治疗效果将大打折扣，因为吸烟会增加支架形成血栓的风险。所以必须戒烟。

心理处方

很多心血管疾病患者生病后，对自身的病情认识不全面，会产生焦虑、不安心理。这对心脏康复极为不利，所以患者要与医生充分沟通，了解自己的病情。

药物处方

有三个方面需要注意：①个体化用药，每个患者的身体情况不同，应根据个体差异选择药物类别，把握药物剂量；②考虑药物不良反应，在治疗过程中，应严格遵医嘱；③把握药物依从性。在长期服药过程中要注意哪些药可以停用，哪些药不能停服，哪些药需要减少剂量，哪些药不能轻易更改剂量。

医生不说你不懂

七条理想健康标准

1. 不吸烟，少喝酒。

2. 每天坚持有氧运动。快走、慢跑、跳广场舞、骑自行车都可以，每天运动不少于 30 分钟，每周运动不少于 5 天，即每周保证做有氧运动至少 150 分钟。

3. 健康的饮食习惯。

4. 理想的体重。体重指数 <24；男性腰围小于 90 厘米，女性腰围小于 85 厘米。争取能长时间不服用降压药、降糖药、降脂药。

5. 血压保持在 120/80 毫米汞柱以下。

6. 血胆固醇保持在 5.2 毫摩 / 升以下。

7. 空腹血糖保持在 6 毫摩 / 升以下。

这七条就是理想健康标准。大家可以评估一下自己够不够健康。

营养篇

处方 1

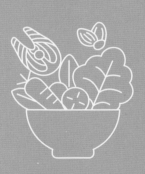

养护心血管
如何安排日常饮食

合理膳食保护心血管

　　平衡膳食是一种科学、合理的膳食习惯，它所提供的热量和各种营养素不仅全面，还能保持膳食供给和人体需要的平衡，既不过剩也不欠缺，并能照顾到不同年龄、性别、生理状态及各种特殊的情况。这也是养护心血管饮食的基础。推荐大家根据中国营养学会设计的"中国居民平衡膳食宝塔（2022）"安排日常膳食，获得更科学合理的营养饮食方案。

水果类
每人每天应摄取 200～350 克

 猕猴桃
2个，250克

 苹果
80克

（糖尿病患者在血糖平稳时，每天水果量应小于 200 克）

谷类
每人每天应摄取 200～300 克

薯类 50～100 克

 杂粮馒头
面粉50克+小米面25克

 薏米红豆粥
薏米15克+红豆10克

 荞麦米饭
大米70克+荞麦30克

 蒸紫薯
紫薯100克

 玉米面发糕
玉米面20克+面粉30克

水 1500～1700 毫升

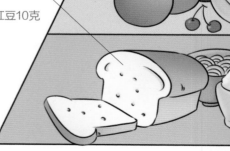

注：下图参考"中国居民平衡膳食宝塔（2022）"。膳食宝塔推荐的每个类别下面有推荐的食物和分量，供大家参考，日常生活中可根据季节、喜好和地域来挑选适合自己的食物。

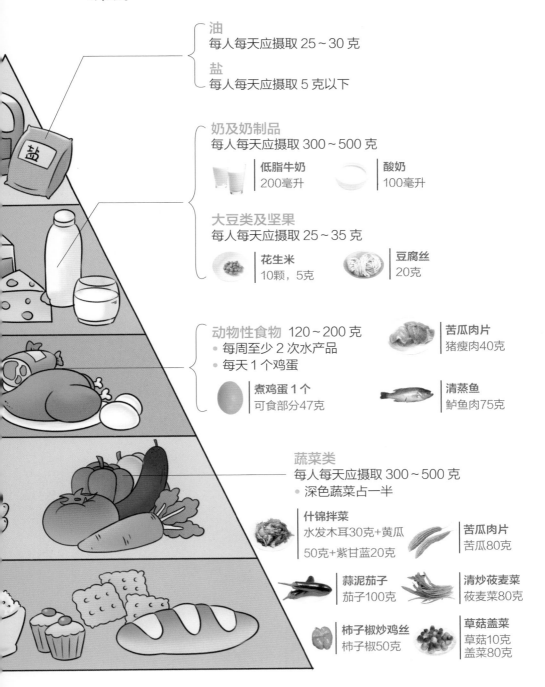

油
每人每天应摄取 25～30 克

盐
每人每天应摄取 5 克以下

奶及奶制品
每人每天应摄取 300～500 克

低脂牛奶
200毫升

酸奶
100毫升

大豆类及坚果
每人每天应摄取 25～35 克

花生米
10颗，5克

豆腐丝
20克

动物性食物 120～200 克
• 每周至少 2 次水产品
• 每天 1 个鸡蛋

苦瓜肉片
猪瘦肉40克

煮鸡蛋 1 个
可食部分47克

清蒸鱼
鲈鱼肉75克

蔬菜类
每人每天应摄取 300～500 克
• 深色蔬菜占一半

什锦拌菜
水发木耳30克+黄瓜
50克+紫甘蓝20克

苦瓜肉片
苦瓜80克

蒜泥茄子
茄子100克

清炒莜麦菜
莜麦菜80克

柿子椒炒鸡丝
柿子椒50克

草菇盖菜
草菇10克
盖菜80克

每天应该摄入多少热量

　　为了预防心血管疾病的发生，日常应有效地控制体重。研究表明，肥胖有增加心血管疾病发病的风险。但控制体重必须采取科学的态度和方法。盲目过度地控制饮食，通过极低的热量摄入以达到迅速减重的目的，是不可取的。

摄入热量　=　标准体重　×　实际活动强度下每千克体重所需的热量

成人热量供给标准（单位：千卡[①]/千克）

标准体重（千克）=
身高（厘米）- 105

劳动强度	消瘦	正常	超重或肥胖
休息状态	25~30	20~25	15~20
轻体力劳动	35	25~30	20~25
中等体力劳动	40	30~35	30
重体力劳动	45~50	40	35

判定现有体重消瘦还是肥胖
BMI（身体质量指数）=体重（千克）÷身高的平方（米²）

中国成人 BMI 标准（千克 / 米²）
消瘦：<18.5
正常：18.5~23.9
超重：24~27.9
肥胖：≥28

轻体力劳动：以站着或少量走动为主的工作，如教师、办公室工作者等
中等体力劳动：如学生的日常活动等
重体力劳动：如体育运动，非机械化的装卸、伐木、采矿、砸石等劳动

以王先生为例，来教大家计算自己需要的热量。
案例：王先生，中年人，身高 170 厘米，体重 75 千克，车间工人。
标准体重 =170（厘米）- 105=65 千克。
BMI =75（千克）÷[1.7（米）]²=25.95，属超重。
车间工人属于中体力劳动。
　　按照成人热量供给标准看，王先生应摄入 30 千卡 / 千克。
王先生每日所需总热量 =65×30=1950 千卡。

① 1 千卡 ≈ 4.185 千焦

计算每日三大营养素所占比例

根据中国营养学会推荐的正常成年人每日膳食中三大产热营养素的产热比来计算，三大营养素所占的比例分别为：蛋白质供给的热量占总热量的10%～15%，脂肪占20%～30%，碳水化合物占50%～65%。

根据以上比例计算，前文提到的王先生所需的热量如下。

蛋白质	1950 千卡 ×（10%～15%）=195～292.5 千卡
脂肪	1950 千卡 ×（20%～30%）=390～585 千卡
碳水化合物	1950 千卡 ×（50%～65%）=975～1267.5 千卡

计算每日三大营养素所需量

蛋白质、脂肪、碳水化合物三大营养素的产热系数分别为：4 千卡 / 克、9 千卡 / 克、4 千卡 / 克，所以，全天所需蛋白质、脂肪、碳水化合物的重量如下。

蛋白质	蛋白质供给的热量÷4＝蛋白质每日所需量
脂肪	脂肪供给的热量÷9＝脂肪每日所需量
碳水化合物	碳水化合物供给的热量÷4＝碳水化合物每日所需量

上述例子中的王先生每日所需的三大营养素如下。

蛋白质	（195～292.5 千卡）÷4≈48.8～73.1 克
脂肪	（390～585 千卡）÷9≈43.3～65 克
碳水化合物	（975～1267.5 千卡）÷4≈243.8～316.9 克

由此就可知道一个正常人一天所需要的热量，三大产热营养素供能所占的比例及供给量。

一日三餐怎么分配

先定主食量

主食即富含碳水化合物的食物，如大米、面粉、玉米等，是全天热量的主要来源。可根据个人每日所需要的热量来决定主食的进食量。

每日所需热量	每日建议主食量	每日所需热量	每日建议主食量
1200 千卡	约为 150 克	1700 千卡	约为 275 克
1300 千卡	约为 175 克	1800 千卡	约为 300 克
1400 千卡	约为 200 克	1900 千卡	约为 325 克
1500 千卡	约为 225 克	2000 千卡	约为 350 克
1600 千卡	约为 250 克	2100 千卡	约为 375 克

计算副食量

副食是指除了主食外，用来下饭的蔬菜、肉类、蛋、豆类及其制品、奶及奶制品、水果、油脂等。根据每天需要的热量减去主食量，即为副食量。

副食品	推荐量	副食品	推荐量
蔬菜	300～500 克	奶及奶制品	300～500 克
瘦肉	40～75 克	水果	<200 克（血糖稳定时）
蛋类	每天 1 个	油脂	不超过 25 克
大豆及其制品	25～35 克		

早、中、晚热量摄入比为"三四三"

合理搭配好每天的一日三餐，对养护心血管健康是非常重要的。中国营养学会建议一日三餐的分配比例是：早餐占全天总热量的 30%，午餐占全天总热量的 40%，晚餐占全天总热量的 30%，可根据职业、劳动强度和生活习惯进行适当调整。还可以在三餐之中留出一部分主食作为加餐。

彩虹饮食搭配养护心血管

　　所谓的"彩虹饮食搭配"，是将食材按照天然的颜色大致分为红色、橙黄色、绿色、紫黑色、白色五类，而每一种颜色类别都有不同的养护心血管的营养功效。将多种颜色食材合理搭配，不仅可以让餐桌食物看起来像彩虹一样颜色丰富，还能借此获得均衡营养。

橙黄色
保护心血管、保护视力、防癌抗癌、保护肠胃
推荐食物：燕麦、糙米、南瓜、玉米、韭黄、黄豆、柠檬、菠萝、橙子、木瓜、柑橘、枇杷等。

绿色
降压、保护心脏
推荐食物：菠菜、空心菜、芥蓝、茼蒿、小油菜、西蓝花、柿子椒、韭菜、丝瓜、黄瓜、苦瓜、青豆等。

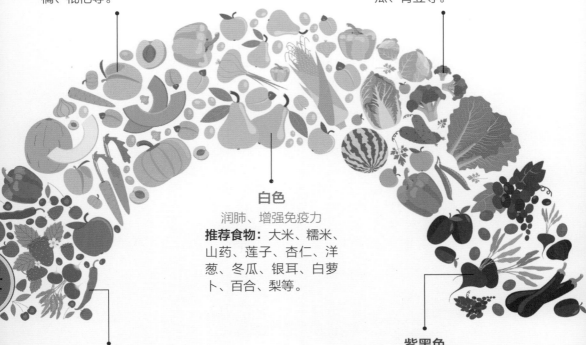

白色
润肺、增强免疫力
推荐食物：大米、糯米、山药、莲子、杏仁、洋葱、冬瓜、银耳、白萝卜、百合、梨等。

红色
预防动脉粥样硬化
推荐食物：红辣椒、枸杞子、山楂、番茄、西瓜、红枣、草莓、樱桃、红豆等。

紫黑色
预防心脑血管疾病
推荐食物：黑米、黑芝麻、木耳、黑豆、紫菜、海带、紫薯、香菇、黑枣、葡萄、桑葚、乌梅等。

盐是调节血管硬度的阀门

盐过多、过少都不好

盐是日常饮食中必不可少的调味品，不仅烹饪食物时需要，我们的身体也需要。盐中的钠离子和氯离子（盐的主要成分为氯化钠）对于维持细胞外液的渗透压起到非常重要的作用。可见，人体不能缺少盐，但过多摄入盐又会给身体造成危害。

吃盐过多，血液中的渗透压就会变高，血容量增大，会增加心脏负担。高盐饮食会导致血压不易控制。研究表明，钠摄入量过高会升高血压，而降低钠摄入量，有助于高血压患者控血压。高盐饮食还容易影响血压昼高夜低，变成昼高夜也高。如此一来，发生心脑血管意外的危险性会大大增加。

医生不说你不懂

盐并不是越少越好

过犹不及，少吃盐，可预防心血管疾病，但并不是越少越好，更不可不吃。人体摄入的盐需保持在一定范围内（每天 5 克以下）。正常血钠含量不低于 135 毫摩 / 升，如果血钠含量低于这一水平，还限制盐的摄入，同样不利于健康。血钠水平过低，会引起低钠血症，从而影响肌肉神经功能及正常的身体代谢。

如过高	▶	增加心脏负担，容易导致高血压
如过低	▶	人会感到乏力、精神差

正常情况下，每人每天用盐量应控制在 5 克以下。

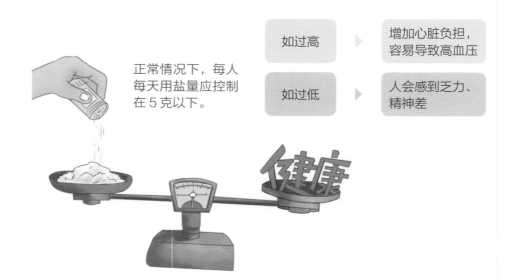

警惕舌尖上的隐形盐

有很多盐隐藏在加工食品和调味品中，一不注意就会因为这些隐形盐多吃了盐。

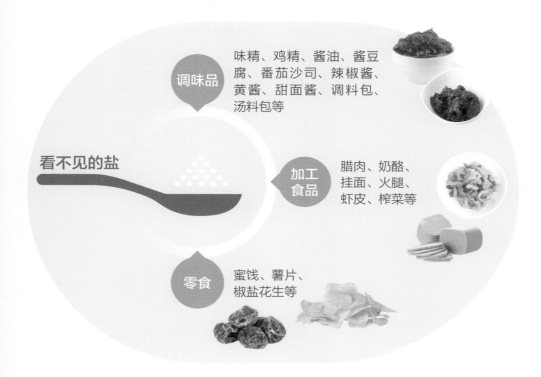

调味品：味精、鸡精、酱油、酱豆腐、番茄沙司、辣椒酱、黄酱、甜面酱、调料包、汤料包等

看不见的盐

加工食品：腊肉、奶酪、挂面、火腿、虾皮、榨菜等

零食：蜜饯、薯片、椒盐花生等

对于高血压患者而言，尽量少吃加工食品、减少调料的使用，能帮助减少隐形盐的摄入。另外，在购买食物的时候，一定要学会看食品包装的食物成分表，熟悉食物的营养成分，做出正确的食物选择。高血压患者尤其要特别关注钠含量，选择钠含量低的食物。

此外，有些食材本身钠含量就偏高，如牡蛎、扇贝、芹菜、茴香、茼蒿、菠菜等，日常烹饪时最好少加盐或不加盐。

有些食物本身的钠含量不低

食物	每 100 克中的钠含量 / 毫克
牡蛎	462.1
鲜扇贝	339.0
茴香	186.3
芹菜	159.0
茼蒿	161.3
菠菜	85.2

看食物标签，避免高盐食品

加工食品中的含盐量会随着工艺的变化而变化，随着人们对健康的关注度增加，厂家也会注意减少用盐量。那么，怎么知道食品含多少盐呢？我国颁布的《食品安全国家标准预包装食品营养标签通则（GB 28050—2011）》中规定，在食品标签的营养成分表上强制标明钠含量。所以在购买加工食品时，只要找到它的"营养成分表"，就可以知道这份食品中的钠含量了。一般而言，钠超过30%NRV（营养素参考值）的食品要少买少吃。

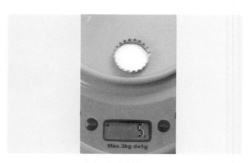

营养成分表

项　目	每100g	营养素参考值%
能　量	2063kJ	25%
蛋白质	4.6g	8%
脂　肪	21.0g	35%
——反式脂肪	0g	
碳水化合物	71.0g	24%
钠	750mg	38%

这份食品每100克含盐量为750毫克，38%NRV（营养素参考值），因此最好慎食

便于掌握用盐量的计量法

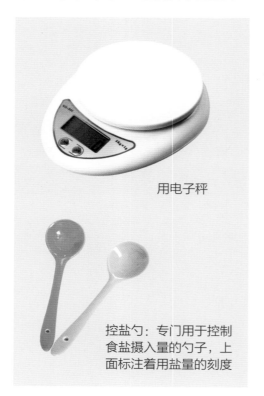

用电子秤

控盐勺：专门用于控制食盐摄入量的勺子，上面标注着用盐量的刻度

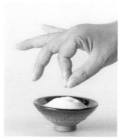

一啤酒瓶盖盐约5克

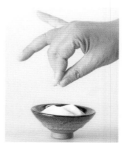

用食指和拇指捏起一撮盐约0.3克

用食指、中指和拇指一起捏起一撮盐约0.5克

选择植物油，并且要低油

每天控制食用油 15～25 克

根据《中国居民膳食指南（2022）》的建议，每人每天烹调用油量为25～30克。过量摄入油是造成中国居民肥胖的一个主要原因。对于有心血管疾病的人及其高危人群来说，每人每天烹饪油用量应该控制在15～25克。

慎用动物油

人们日常食用的烹调油包括植物油和动物油，二者所含脂肪酸的种类不同，对健康的影响也不同。

动物油如猪油、牛油、鸡油等，富含饱和脂肪酸和胆固醇，多食不仅容易导致肥胖，还容易导致血脂异常。肥胖会降低胰岛素的敏感性，使血糖升高。对于已经罹患糖尿病的人群来说，常食动物油更易引发并发症。因此，为了预防和调理心血管疾病，要慎用动物油。

交替、混合食用植物油

植物油种类繁多，由于单一油种的脂肪酸构成不同，营养特点也就不同。《中国居民膳食指南（2022）》建议，应经常更换烹饪油的种类，食用多种植物油。一般来说，大豆油、花生油、菜籽油等都是很好的植物油，可交替或混合食用。需要说明的是，混合食用不是将几种油混在一起。

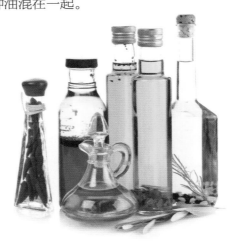

医生不说你不懂

首推橄榄油和茶油

目前，橄榄油和茶油已被世界卫生组织（WHO）推荐为"对人体心血管健康有益的保健型营养油"。

1 橄榄油

由橄榄榨成，被誉为"地中海的液体黄金"。其油酸含量（单不饱和脂肪酸）是所有油类中最高的，约为75%。油酸能够降低人体内低密度脂蛋白胆固醇（坏胆固醇），提高高密度脂蛋白胆固醇（好胆固醇）。

2 茶油

从山茶树的油茶果中提取而成。茶油中含丰富的不饱和脂肪酸——油酸、亚油酸、亚麻酸等，有降低血液中胆固醇的作用。茶油中含有植物固醇、茶多酚等活性物质，能增强人体免疫力，清除自由基，促进新陈代谢。

3 花生油

花生油含有丰富的油酸、亚油酸、卵磷脂等，其中油酸含量约为53%，亚油酸约为25%，有利于降低血小板凝聚力，还可降低胆固醇。

4 色拉油

色拉油是植物油中加工等级最高的食用油。特点是色泽澄清透亮，气味新鲜清淡，加热时不变色，无泡沫，很少有油烟，并且不含黄曲霉素和胆固醇。

5 豆油

豆油含丰富的多不饱和脂肪酸（如两种必需脂肪酸——亚油酸和 α-亚麻酸）、维生素 E，有利于调节血脂。

6 调和油

将几种油按照一定的比例混合调制而成，适应现代人对健康饮食的需求。但不能自行"调和"。

7 玉米油

玉米油是从玉米胚芽中提炼出的油，不饱和脂肪酸含量高达80%～85%，其中的亚油酸是人体自身不能合成的必需脂肪酸。由于玉米油中维生素 E 的含量很高，所以对血栓性静脉炎、营养性脑软化症均有预防作用。

8 葵花子油

从葵花子中提取，含丰富的亚油酸。此外，葵花子油中生理活性最强的维生素 E 含量比一般植物油高，而且亚油酸含量与维生素 E 含量的比例比较均衡，便于人体吸收利用，所以是营养价值很高，有益于人体健康的食用油。

低油且不失好味道的方法

将炒、红烧改为蒸、煮、焯、炖等烹调方法

如果既想油少又想好吃，那么改变烹调方法是不错的选择。比如炒鸡蛋改为蒸蛋羹，只需几滴香油；红烧鱼改为清蒸鱼，用油少，口感也更细腻；红烧羊肉改为清炖羊肉；炒鸡块改为白斩鸡，少油、味道照样鲜美；蒸茄子、蒸南瓜、蒸豆角，用调味汁蘸一下也很好吃。

用烤代替煎炸

常用煎炸处理的食材，如肉排、鸡米花、骨肉相连等，可以用烤箱或空气炸锅烤熟食用，将食材两面烤一下，非常可口，而且脂肪含量可从油炸后的 22%降到 8% 以下。

炒菜后控油

炒好菜后，将菜锅斜放 2~3 分钟，控出菜里过多的油再装盘。豆角、柿子椒、荸荠、莴笋等蔬菜吸油少，很适合这种方法。

控出来的油也不要浪费。因为炒菜时，有些营养素如胡萝卜素、番茄红素、叶黄素、维生素 K 等都溶出到油脂中，可以加以善用。比如炒菜控出来的油可以做凉拌菜，味道比色拉油更香，或者用来做汤（最好一餐就用掉，且不要再次加热）；煲汤撇出来的动物油，可以加点鸡汤、肉汤等，用来做白菜炖豆腐、冬瓜汤等，比用素油味道鲜美。

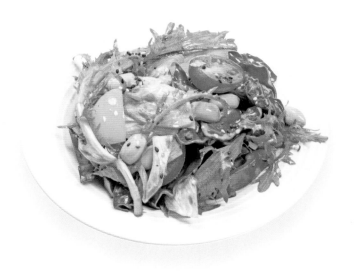

凉拌菜最后放油

凉拌菜可以在上桌前放几滴香油或橄榄油，然后马上食用，这样油的香气能有效散发出来，食物还没有来得及吸收油脂，有助于减少油的摄入量。

煲汤后去掉上层油脂

用鸡、排骨、牛腩等熬汤时都会出油，食用前将上面的油脂撇出来，这样能在喝汤时减少油脂的摄入。

将肉先煮到七成熟再炒

事先将肉煮到七成熟再切片或切丝，等到其他原料炒至半熟时，再把肉片或肉丝放进去，这样可以避免为炒肉单独放一次油，也不会影响味道。此外，肉里面的油在煮时还会释出一些，肉里脂肪总量也就减少了。

把过油的材料改为焯水

因为肉类本身富含脂肪，只有加热迅速，才能做出口感柔嫩的肉片，所以处理肉片时，可以用水焯法，用沸水的温度把肉片快速烫熟。处理虾时可以用白灼法，处理腰片时可以用水焯法，这样和过油差不多，且焯水后食材表面有一层水，能隔绝油的渗入，口感更清爽。

少放油，多用浓郁的调味料

调味时，可以多放一些浓郁的调料代替油提味，比如制作蘸汁时多放些葱、姜、蒜、辣椒碎等，也可以放些芥末；烤箱烤鱼时放点孜然、小茴香、花椒粉等调味；炖菜时可以放点大料、丁香、草果等。这样即使少放油，味道也很好。

少吃各种含油主食

生活中，除了馒头和面条，很多面食制作时都会加入油脂，如煎饼、千层饼、烧饼等。一般来说，放油越多的面食，口感越酥香。炒饭、炒米粉、麻团、炸糕等也都含有油脂。心血管疾病患者应尽量少吃含油主食，可以用杂粮饭、杂粮馒头等不含油脂的主食代替，这样会降低膳食中油的摄入量。

2 心血管要健康，营养素是好帮手

水能清理附着在血管上的"油污"

充足的水分帮助预防心血管疾病

水对预防血管疾病起到举足轻重的作用。充足的水分能够预防血管变厚、变窄，有助于保持血管本身的弹性，减少废物在血管壁的停留以及血液中"污物"的沉淀。

人体没有感应脱水的能力，只能通过口渴发出信号。而一旦感到口渴，说明人体已处于脱水状态。身体脱水后，血液会变得浓稠，血液循环也随之减慢。这样一来，坏胆固醇就容易堆积在血液中，时间一长，会增加患血栓、血脂异常、高血压等血管疾病的风险。

建议饮水时间

饮水最佳时间是两餐之间、夜间（晚饭后45分钟至临睡前一段时间）和清晨（起床后至早饭前30分钟这段时间）。白天其他时间适当增加饮水量，少量多次比较好。每人每天水的摄入量保证在1500～1700毫升即可。

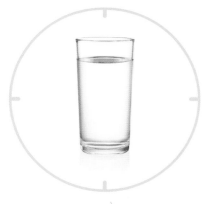

6:30 有助于稀释浓缩的血液	**9:00** 促进血液循环
11:00 放松	**13:00** 有助于消化
15:00 有助于消除疲劳感	**17:00** 增加饱腹感，预防晚饭过量
19:00 有助于消化	**21:00** 补充夜晚所需水分

不同时间饮水的作用

优质蛋白质能有效改善血管弹性

蛋白质分为植物性蛋白质和动物性蛋白质，是构成细胞的重要物质，是生命活动的基础。可以说，没有蛋白质就没有生命。

优质蛋白质可增加血管弹性和通透性

蛋白质是白细胞的重要组成部分，如果人体缺乏蛋白质，不仅会造成免疫力低下，而且会影响血红蛋白生成和组织修复。优质蛋白质对增强血管弹性和通透性意义重大。

均衡摄取蛋白质

中国营养学会推荐，成人男性、成人女性每天的蛋白质摄入量分别为 65 克、55 克。补充优质蛋白质时，肉类、蛋类、奶及奶制品、大豆及大豆制品要均衡摄入。食用大豆时，可多食用纳豆。纳豆富含纳豆激酶，具有溶解血栓的作用，有助于促进血液循环。

将蛋白质分配在一日三餐

将蛋白质分散在一日三餐，比集中于某一餐大鱼大肉或一次大量摄取蛋白质更有益健康。需要提醒的是，增加蛋白质摄入量不是说要多吃肉，奶制品、大豆及其制品、鸡蛋等都是优质蛋白质的良好来源，可以和畜禽肉互换。

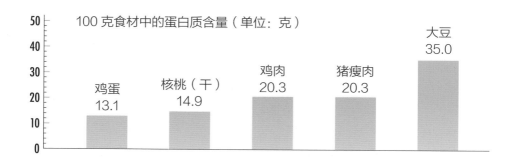

100 克食材中的蛋白质含量（单位：克）

鸡蛋 13.1　核桃（干）14.9　鸡肉 20.3　猪瘦肉 20.3　大豆 35.0

膳食纤维是血管垃圾的"清洁工"

膳食纤维是一种不易被人体消化的营养素，可分为可溶性膳食纤维和不可溶性膳食纤维。

膳食纤维可清除血液"污垢"

可溶性膳食纤维主要存在于海藻等食材中，可软化粪便，起到通便作用，还可抑制胆固醇吸收，促进胆汁酸排出，还有利于促进人体排出多余的钠，降低血压。排出胆汁酸后，更多的胆固醇就会被代谢，生成新的胆汁酸，从而降低血液中的胆固醇含量。

不可溶性膳食纤维在吸收水分后会膨胀，从而增加排便量来帮助排便，同时它还可增加肠道内的有益菌，改善肠道环境。肠道健康可间接帮助净化血液。

一般来说，膳食纤维的推荐摄入量为每人每天 25 ~ 35 克。

医生不说你不懂

经常吃豆补充膳食纤维

多吃红豆、绿豆、黄豆、黑豆等豆类有益健康。烹调时可做成红豆粥、绿豆粥等，也可以打成豆浆喝。打豆浆后的豆渣营养也很丰富，最好不要丢弃，一起食用。

膳食纤维也不是多多益善

一般来说，大家每天分别摄入谷薯类 250 ~ 400 克，蔬菜 300 ~ 500 克，水果 200 ~ 350 克，大豆及坚果类 25 ~ 35 克，就可以达到每天 25 克膳食纤维的要求。但膳食纤维也并非多多益善，摄入过多容易影响人体对矿物质的吸收。特别是老年人，因为其肠道功能较弱，膳食纤维摄入过多可能会导致上腹不适、腹胀等症状。

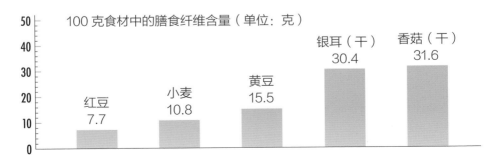

100 克食材中的膳食纤维含量（单位：克）

红豆 7.7　　小麦 10.8　　黄豆 15.5　　银耳（干）30.4　　香菇（干）31.6

维生素 C 可以降低血管脆性，预防血栓

维生素 C 的护心逻辑

维生素 C 参与胆固醇的代谢，有助于肝脏清除胆固醇，预防动脉粥样硬化。维生素 C 的主要功能之一是阻止胆固醇的氧化损害，减少血管内的斑块聚集，预防动脉硬化引起的心脏病。

除自身独特的抗氧化作用外，维生素 C 可帮助维持血管弹性。同时，它还有助于提高铁的吸收率，预防贫血。每人每天摄入 100 毫克维生素 C 即能满足日常营养需要。

能生吃的蔬果最好生吃

水果和蔬菜以生吃的方法食用，可以最有效地摄取维生素 C。维生素 C 性质不稳定，容易被氧化，食材切开或剥开后，最好立即食用。同时，蔬果如果经过蒸煮、存放时间过长，以及用铜、铁等容器盛放，其中所含维生素 C 将会受到破坏和损耗。

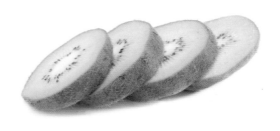

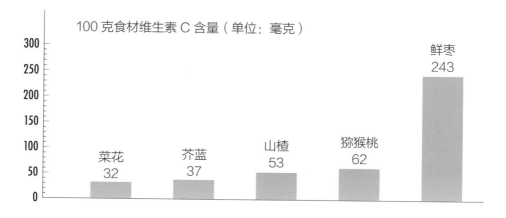

100 克食材维生素 C 含量（单位：毫克）

食材	含量
菜花	32
芥蓝	37
山楂	53
猕猴桃	62
鲜枣	243

维生素 E 能减缓血管老化

维生素 E 保护心脑血管组织

维生素 E 是人体的主要抗氧化营养素之一，可消除活性氧，分解体内的过氧化脂质，阻止因氧化而引起的细胞衰老，同时还能减缓血液中脂肪氧化及沉淀，有利于血管通畅，保护心脑血管健康。

与油脂同食，提高维生素 E 的吸收率

维生素 E 是一种脂溶性维生素，与油脂一同食用时吸收率较高。坚果种子、大豆、麦胚中富含维生素 E，且本身就含有脂肪，烹饪时不用额外加油。绿叶蔬菜与肉类一同食用，或用油炒更容易促进维生素 E 的吸收。

正常膳食即可满足人体对维生素 E 的需求

每人每天维生素 E 的适宜摄入量为 14 毫克。维生素 E 在自然界中分布广泛，人体每天从植物油、绿叶蔬菜、坚果中摄取已基本够身体所需，膳食均衡的人一般不会缺乏维生素 E。每天吃早餐的时候，一杯豆浆加一碟菜花或一个猕猴桃，就能达到一天的需求量。

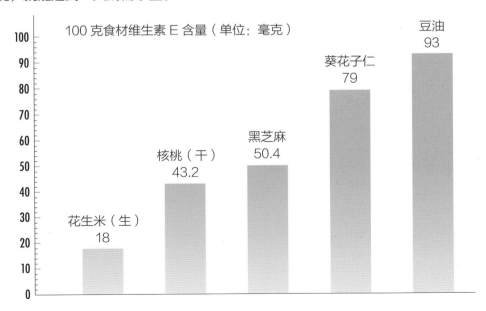

100 克食材维生素 E 含量（单位：毫克）

- 豆油 93
- 葵花子仁 79
- 黑芝麻 50.4
- 核桃（干）43.2
- 花生米（生）18

钙让血压稳定

钙是人体最重要的矿物质，除构成骨骼和牙齿外，钙对神经传导、细胞分裂、肌肉收缩同样有重要作用。同时，钙对血液和血管的影响也很大。血液中的钙需维持在一定水平，如果血液中钙含量不足，就会向骨骼"借"钙，以此维持血液中钙的正常浓度。

血液中的钙具有调节血压的作用。充足的钙能增加尿钠排泄，减轻钠对血压的不利影响，有利于降血压。但这并不是说人可以过分补钙。

钙搭配维生素 D，吸收率高

钙在肠道吸收时离不开维生素 D。如果人体缺少维生素 D，摄入的钙无法被很好地吸收利用。维生素 D 对调节钙代谢也至关重要。成人每天的钙摄入量以 800 毫克为宜。钙的补充形式多样，除食物外，还有各种补充剂，但建议首选食补。

下午 4~5 点晒太阳有益补钙

紫外线照射可促进钙的吸收，适当晒太阳对补钙有帮助。下午 4~5 点是晒太阳补钙的好时段，可以促进肠道对钙、磷的吸收，增强体质，促进骨骼钙化，也可避免过强的紫外线照射。

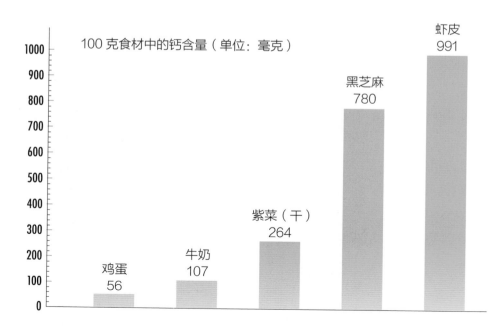

100 克食材中的钙含量（单位：毫克）

虾皮 991
黑芝麻 780
紫菜（干）264
牛奶 107
鸡蛋 56

镁是疏通血管的好帮手

镁不足，会影响心血管系统功能

镁参与人体的代谢过程，镁不足可导致人体代谢发生改变，并带来不适，如焦躁不安、精神紧张，甚至引起疾病，如心血管系统功能失常等。

镁是心血管系统的保护因子，能引起血管扩张，可以辅助心脏收缩、跳动，将血液输送到全身。镁能稳定血管平滑肌细胞膜的钙通道，激活钙泵，限制钠内流，还能减少应激诱导的去甲肾上腺素的释放，从而起到降血压的作用。

镁钙搭配，优势互补

一般建议成人每天摄取 330 毫克镁。摄入镁的同时，搭配食用一些富含钙的食物，二者能相互促进吸收。

这些人特别需要补镁

酗酒者及服用利尿剂的人要特别注意补充镁，因为酒精和利尿剂会促使镁离子流失。

精神紧张、剧烈运动的人，以及中老年人补充镁可缓解紧张情绪，降低疲劳感及脑卒中的危险。

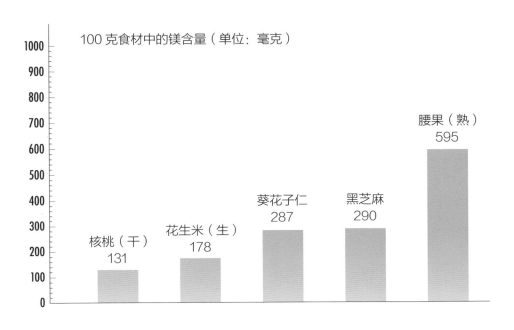

100 克食材中的镁含量（单位：毫克）

核桃（干）131　花生米（生）178　葵花子仁 287　黑芝麻 290　腰果（熟）595

硒能减少有害物质的沉积

硒能预防和保护心脑血管健康

硒具有强大的抗氧化功能，有助于对抗氧自由基的破坏作用，还可调节体内胆固醇及甘油三酯代谢。硒能清除、破坏血管壁上已沉积的胆固醇，降低血液黏度。同时，硒的抗脂肪氧化能力比维生素 E 强，能够抑制血液中脂质氧化、沉积，有利于保持血脂代谢通畅，维持心脑血管健康。

硒搭配维生素 E 促进血液循环

硒和维生素 E 搭配在一起，可产生抗体，改善人体免疫功能，避免血液出现凝块，促进血液循环，预防心脑血管疾病。每天摄入 60 微克硒就能满足身体需要。

哪些人群迫切需要多摄入硒

硒能促使损坏人肾脏、生殖腺和中枢神经活动的有害金属离子排出体外，降低癌症发病率，从事有毒有害工作或经常受到辐射干扰的人需注意补充硒。吸烟的人和有心脏病家族史者，以及高血压、糖尿病、血脂异常、冠心病及肝病、胃肠疾病患者需多摄入硒。

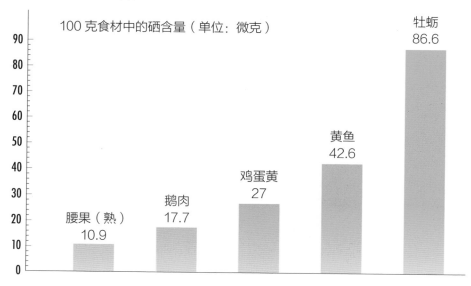

3 预防血压过高，避免脑卒中、心力衰竭

理想血压值是 120/80 毫米汞柱，长期超标会让心肌受伤

高血压意味着心脏超负荷运转，动脉血管遭到损毁，心、脑、肾这些重要脏器受到挑战……高血压的发生不受年龄、性别和社会背景的限制，通常没有任何征兆，却能引发脑卒中、心肌梗死、心力衰竭、肾衰竭、失明甚至死亡。随着对高血压危害的认识越来越清晰，人们逐渐知道要把血压控制在正常范围内。

血压升高，心肌会相应地变厚

血压和心脏的关系，就像杠铃和举重运动员的关系，举重运动员举起的重量越重，运动员的臂部、背部和腿部肌肉就越发达。同样，血压越高，心肌也会相应变厚。

长时间高血压不仅会让心脏变得很僵硬，还会使心脏成为一个"傻大个儿"。心肌变厚更有力量，但舒张功能大不如前，心脏不能松弛下来，久而久之就容易发生心力衰竭。

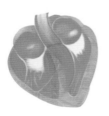 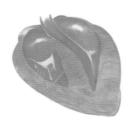

正常的心脏　　　　　肥厚的心脏

与正常的心脏相比，过于肥厚的心脏就像一个"傻大个儿"，不能松弛

健康生活，让血压回归理想

按照世界卫生组织的血压分级指南，理想血压和正常血压是所有人的控制目标。每个人都需要通过健康的生活方式，将自己的血压控制在 120/80 毫米汞柱以下。

适合中国人的"得舒饮食"疗法

什么是"得舒饮食"疗法

得舒饮食（DASH diet）是降低血压的饮食模式，是由美国国家心肺和血液研究所（NHLBI）推出的一种饮食疗法。经临床试验证实，采用得舒饮食模式 2 周后，血压可降低 8%～10%。

食物组	每日份数	每份分量
谷物（全谷类制品为主）	6~8	1 片面包（为 1 份，下同）；30 克的干燥谷物；半碗米饭、意面或者谷物
蔬菜	4~5	1 碗新鲜绿叶蔬菜；半碗新鲜切碎蔬菜；半碗烹饪的蔬菜；半杯蔬菜汁
水果	4~5	1 个中等大小水果；1/4 碗水果干；半碗新鲜、冰冻或罐头水果；半杯果汁
脱脂 / 低脂牛奶或奶制品	2~3	1 杯牛奶；45 克奶酪
瘦肉类和鱼、蛋	不大于 6	30 克烹饪的猪肉、牛肉或鱼；1 个鸡蛋
坚果种子和豆类	每周 4~5 份	1/3 碗坚果；2 勺花生酱；2 勺坚果种子；半碗烹饪的豆类
脂肪和油类	2~3	1 勺软黄油；1 勺植物油；1 勺蛋黄酱；2 勺沙拉酱
糖果和添加糖	每周少于 5 份	1 勺糖；1 勺果酱；半碗冰激凌或者明胶；1 杯加糖果汁

注：数据来源《美国医学会杂志》。1 杯或 1 碗的容量为 240 毫升。1 勺约 10 克。

由上表可见，得舒饮食可以用一句话来概括，那就是"三餐以水果、蔬菜、低脂奶制品等饱和脂肪酸及总脂肪含量低的食物为主"。

不是限制饮食，而是多吃有利于控制血压的饮食

虽然得舒饮食的设计原理遵循心血管保健原则，即限制总脂肪、饱和脂肪酸以及胆固醇的摄取量，但与一般饮食原则相比，得舒饮食更强调高血压人群应"多吃有利于控制血压的食物"，而不只是一味地限制、强调"这个不能吃、那个不能吃"。

什么是有利于控制血压的食物呢？总体来说，这些食物都具备高钾、高镁、高钙、高膳食纤维、高不饱和脂肪酸以及低饱和脂肪酸的营养特点。

还需要指出的是，得舒饮食并没有刻意强调限制盐的摄入，因为该饮食模式本身就是一种低盐饮食。

医生不说你不懂

得舒饮食好在哪儿

首先，这是一种营养非常均衡的饮食模式，保证了人体必需的营养素，可以长期坚持。

其次，这个饮食模式对慢性病有一定的预防效果，尤其能帮助预防"三高"。

再次，它还可以帮助控制体重，作为减肥食谱使用。

最后，该饮食模式的原则并不复杂，容易理解记忆。

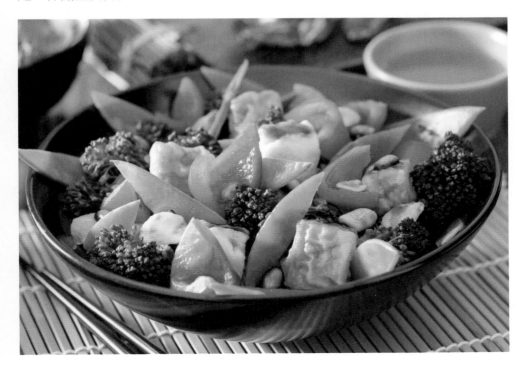

这样烹调，低盐又美味

对于很多口味重的人来说，一下子转为清淡饮食会有食之无味的感觉，难以适应。那么，怎样做到既让食物美味，使人有食欲，但盐量又不增加呢？下面介绍一些减盐又美味的烹调技巧。

1 选一些具有独特风味的食物烹调

重口味的高血压患者无法适应清淡无味的低盐菜肴时，可以选择食用番茄、洋葱、香菇等具有独特风味的食物。这些食物和清淡食物在一起烹调，可以增强口味，起到调味料的作用。

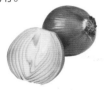

2 用醋、柠檬等酸味食材增咸

柠檬、醋、柚子等食物有清香的酸味，可帮助调味，增加食物咸度，从而减少盐用量。用柠檬、柚子调味，还能够补充维生素 C。

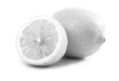

3 烹调时晚放盐

烹调过程中，在食物煮熟后或炖汤结束时再放盐等调料，这样就不会入味太深，可以减少用盐量。

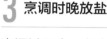

4 充分利用葱、姜、蒜的爆香味

葱、姜、蒜是高血压患者可以吃的食物，不仅有营养价值，还可以给食物提香。烹调时，可以多放些葱、姜、蒜等食材，让食物产生香味，以增强食欲。

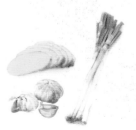

5 利用芝麻酱、核桃泥调味

芝麻酱、核桃泥味道鲜香，是很好的调味料。做凉菜、凉面的时候，加些芝麻酱或核桃泥，即使放很少的盐，味道也会可口。

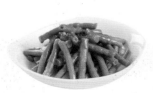

6 选择应季食材

每一种食物都有自己的味道，时令菜、新鲜菜味道更佳，即便做得清淡也很好吃，可以充分享受菜品本身的味道。

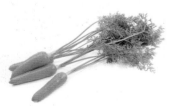

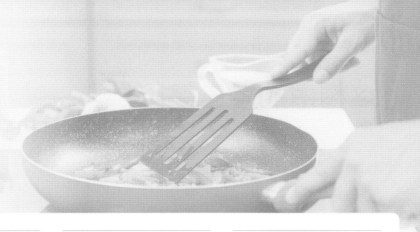

7 常有淡味菜肴

在日常饮食中，要注意经常搭配一些淡味菜肴。如蒸南瓜、生黄瓜条、番茄块、白灼虾、清蒸鱼等。在正常菜肴中添加一两道这样简单烹制的淡味菜肴，不仅能品尝到食物的原本味道，还可以起到减盐的作用。

8 别在汤羹太热时放盐

汤羹温度过高时，人的舌头对咸味的敏感度会降低，这个时候放盐就容易偏咸。因此，给汤羹调味时，不妨待汤降到常温后再放盐。

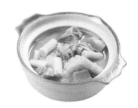

9 凉拌菜要即拌即食

做凉拌菜时，不要提前太早拌好，最好现吃现拌，这样盐分更多是在菜的表面和调味汁中。尽快吃完就不会摄入过多盐分。

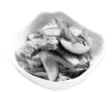

10 少些精细加工

食物烹调时，尽量不要选择太过精细的加工方式，叶类蔬菜能不切就不切，薯类蔬菜等不要切得太小或制成泥状。因为食物切得越细碎，食用后血糖升得越快。多咀嚼，让肠道多蠕动，对控制血糖、稳定血压都有利。

11 限制含盐调味品和配料

除了盐和酱油之外，很多调味品和食品配料中都含有盐分。如鸡精当中含有盐，味精也是一种钠盐，而甜面酱、豆瓣酱、黄酱、香辣酱等各种酱类调味品都是含盐"大户"。做菜时若使用这些调味品，就要相应减少食盐的量，甚至可以不放盐。此外，豆豉、腐乳、海鲜汁、虾皮、海米、火腿、香肠等含盐量也很高，调味时最好先仔细品尝，再决定加多少。

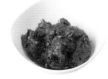

食物中的控压高手

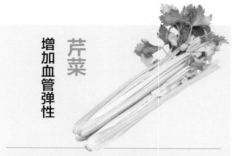

芹菜 增加血管弹性

芹菜中所含的芦丁能降低毛细血管通透性，增加血管弹性，具有降血压作用；芹菜中所含的丁基苯酞，可让血管平滑肌舒张，降低血压。

降血压吃法

1 芹菜适宜生吃或凉拌，连叶带茎一起嚼食，这样可以最大限度地保存营养，起到降血压的作用。

2 烹饪前，将芹菜用沸水焯烫一下，这样可以减少身体对油脂的摄入，适合血压、血脂偏高的人食用。

3 把芹菜连叶洗净剁碎，与肉馅按2：1的比例搅匀调味，包饺子，可很好地保存降压元素芦丁和芹菜素。

芹菜榨汁可凉血降压

将芹菜洗净，切小段。把芹菜段和适量凉白开放入榨汁机中，榨汁，过滤，加蜂蜜调味即可。芹菜汁可清热利湿，凉血平肝，降血压。

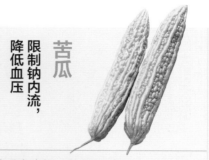

苦瓜 限制钠内流，降低血压

苦瓜富含钾，能限制钠内流，减少应激诱导的去甲肾上腺素的释放。另外，苦瓜所含的生物碱奎宁，有利尿活血、消炎退热、清心明目的功效。

降血压吃法

1 苦瓜适宜清炒，但烹调时间不宜长，否则水溶性维生素会释出流入菜汁或随着水蒸气挥发掉，导致营养成分流失，降压功效降低。

2 苦瓜可用来凉拌，热量很低，不仅对高血压患者有清热祛暑、明目解毒的功效，还可帮助预防高血压并发症。

3 苦瓜榨汁时可加点柠檬汁，能增强血管弹性和韧性，预防心肌梗死。

苦瓜做茶饮可缓解头痛

取荷叶干品 10 克，柠檬草 5 克，苦瓜干品 4 片。将荷叶、苦瓜洗净，把荷叶撕成小片。全部材料放入杯中，倒沸水闷泡 10 分钟后饮用。这道茶可扩张血管、降低血压，还能改善因血压升高引起的头痛。

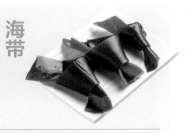

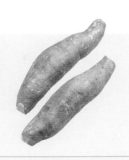

海带中所含的岩藻多糖有助于预防血栓，以及因血液黏性增大而引起的血压上升。

红薯切开后会渗出白色的浆状物质，这种物质是黏蛋白，它能保护黏膜，促进胆固醇的排泄，有助于保持血管弹性，降低血压。

降血压吃法

1 海带浸泡或焯烫后，可与芹菜、柿子椒、黄瓜、豆腐丝、土豆等一起凉拌后食用，不但爽口，而且预防高血压的效果也不错。
2 海带中所含的碘，是体内合成甲状腺素的主要原料。海带所含的钾有助于限制钠内流，从而起到降血压的作用。

海带表面的白色粉末是重要的降压元素

干海带的表面一般都有一层白色粉末，这是海带中的甘露醇。因此选购干海带时，没有任何白色粉末的海带质量较差，不宜购买。

降血压吃法

1 红薯熬粥食用，对预防高血压并发动脉硬化有一定作用（并发糖尿病的高血压患者不宜喝）。
2 红薯饭会增加饱腹感、减少热量摄入。红薯与土豆都是富含淀粉的食物，二者在吃法上有一些相通之处，土豆的很多做法也适用于红薯，如清炒红薯丝等。

清炒红薯叶，降压效果好

一般人都知道红薯好吃，其实红薯叶也是一种很美味的蔬菜，加少许食用油清炒后，放入一些蒜末调味，不仅非常爽口，而且有降血压作用。

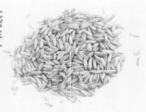

燕麦

降低体内钠含量，辅助降血压

燕麦富含的膳食纤维具有吸附钠的作用，可使人体内多余的钠随粪便排出体外，降低体内钠的含量，从而辅助降血压。

降血压吃法

1 焖米饭或蒸馒头时，加适量燕麦，既可使米饭或馒头筋道，又可增加膳食纤维的摄入量，帮助降低体内钠的含量。
2 可用燕麦粉与土豆粉做成土豆燕麦饼，焙烤或蒸食都不错，风味和口感很好，也能发挥其排钠降压的作用。

麦片不等于燕麦片

很多人以为麦片就是燕麦片，其实，纯燕麦片是用燕麦粒轧制而成，形状比较完整，一些经过处理的速食燕麦片虽有些散碎感，但仍能看出原有形状。市面上的一些"麦片"是多谷物混合的，燕麦成分少，且掺有麦芽糊精等，降血压效果不如燕麦片，而且有些含糖量很高。所以要选购配料中只有燕麦一项的燕麦片。

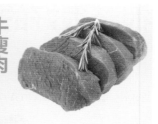

牛瘦肉

锌和蛋白质含量高，有助于稳定血压

牛瘦肉含丰富的优质蛋白质，适量摄入有利于降低高血压的发病率。牛瘦肉还富含锌，研究表明，饮食中增加锌的摄入，能减少镉增高而诱发的高血压。

降血压吃法

1 烹饪牛肉时放点山楂，牛瘦肉更易熟，还可去油腻。山楂可扩张血管，二者同食降血压效果更明显。
2 牛瘦肉的纤维组织较粗，切时要垂直于肉的纹理切，这样切出来的肉不仅容易入味，也更容易嚼烂。
3 牛肉炖煮、炒食能起到补中益气、强健筋骨的作用。

老人食用宜煮粥、炖汤

牛瘦肉的纤维较粗糙，且不易消化。高血压患者，尤其是老年患者及消化能力较弱的患者不宜食用过多，可适当食用嫩牛肉。在烹饪的时候将其切得细小一点，用煮粥、炖汤的方式，使其软烂易消化，有助于养脾胃、降血压。

很老很好的降压验方

夏桑菊茶 舒张血管，辅助降压

原料 夏枯草6克，桑叶10克，菊花9朵，冰糖少许。

制作

1 将夏枯草、桑叶和菊花用清水洗去浮尘，放入加热容器内，加冰糖和适量水，泡10分钟。

2 用大火烧开，再转小火煮5分钟。

3 关火，让材料在汤中浸泡一会儿，冷却、过滤后放入冰箱中冷藏饮用口味更好。

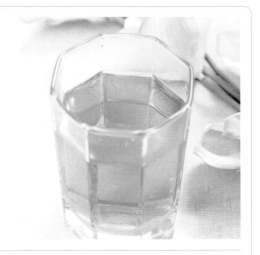

菊花枸杞茶

缓解血压升高引起的头晕、头痛

原料 菊花6朵，枸杞子6粒，冰糖少许。

制作

1 将菊花、枸杞子、冰糖放入杯中，用沸水冲泡，闷5分钟。

2 待温热后即可饮用。

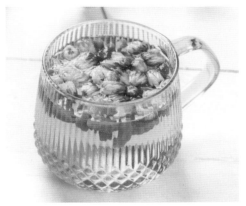

醋浸花生米

降低血压，软化血管

原料 花生米100克，醋200毫升。

制作

1 将花生米用清水洗净，要保留红衣，然后放入醋中浸泡7天。

2 每晚睡前嚼服10颗，血压下降后可隔数日服1次。

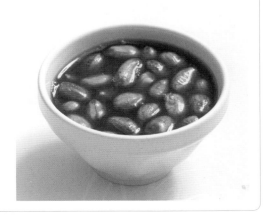

注：本书涉及含糖、蜂蜜的饮食均不适宜糖尿病患者。

4 预防血液黏稠，避免冠状动脉硬化、脑血栓

你的血液黏稠吗

血液黏稠危害大

通常血管中心的血流最快，血液从薄的血管流向厚的血管时，顺着厚的血管壁流动，厚的血管中心的血液流速会加快。如果血液中胆固醇含量高，或者患有血脂异常、糖尿病等疾病时，血液中的"垃圾"多，血液就会变得黏稠，血流减慢，导致血管壁出现"垃圾"堆积，逐渐形成动脉粥样硬化，发生脑血栓等。

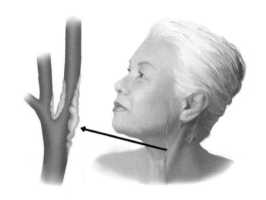

颈动脉斑块是颈动脉粥样硬化的表现，好发于颈总动脉分叉处

如何知道自己的血液是否黏稠

虽然血液黏稠不像贫血或失血那样可以引起明显的自觉症状，但还是有"蛛丝马迹"可寻。

如果中老年人出现右边方框里的症状，就有可能是血液黏稠所致，最好到医院做相关检查。

1 晨起头晕，不清醒，思维迟钝。一般要待吃过早餐后，头脑才逐渐清醒。

2 午餐后犯困，需要睡一会儿，否则整个下午无精打采。相反，晚餐后精神状态特别好。

3 蹲着干活时气喘。下蹲时回到心、胸的血液减少，肺、脑等器官缺血，导致呼吸困难，故有气喘。

4 阵发性视物模糊。血液变黏稠后流速减慢，血液不能给视神经提供充分的营养，或者视神经、视网膜暂时性缺血缺氧，看东西会一阵阵模糊。

不饱和脂肪酸是血液的稀释剂

不饱和脂肪酸能降低血液黏度，宜适当增加摄入量

不饱和脂肪酸能够减少脂肪堆积在血管壁，增强血管弹性和韧性，预防血管变脆，还能降低血液黏度，增强红细胞的携氧能力。

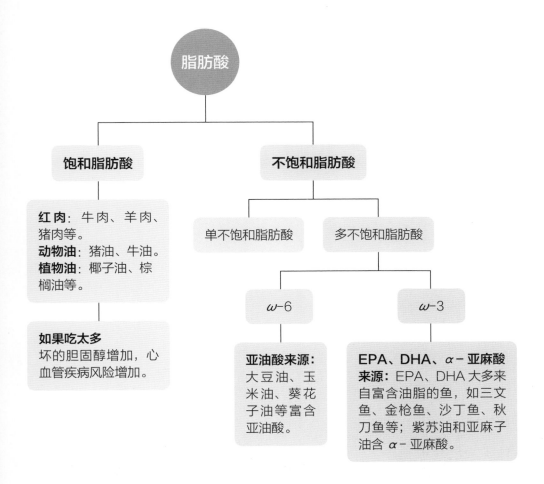

海鱼、坚果、植物油等食物中含有丰富的不饱和脂肪酸，可在平时的饮食中适当增加摄入量。

几种常见植物油中的不饱和脂肪酸含量

植物油（100 克）	单不饱和脂肪酸（克）	多不饱和脂肪酸（克）
玉米油	29.2	50.1
芝麻油	37.8	42
花生油	42.5	33

不饱和脂肪酸宜占摄入脂肪总量的 50%～60%

不饱和脂肪酸有很多好处，但不能全部代替饱和脂肪酸，最佳摄入量为脂肪总摄入量的 50%～60%，即一半多一些。

正常成年人每天的总热量摄入为 1800～2600 千卡，脂肪摄入量以总热量的 20%～30% 为宜，即每天脂肪的摄入量上限（1 克脂肪产生 9 千卡热量，按不超过 30% 计算）为 60～86 克。不饱和脂肪酸的摄入量以 30～50 克为宜。

维生素 E 和不饱和脂肪酸搭配食用更有效

虽然不饱和脂肪酸对血管有好处，但是它极易氧化，从而使得其利用率大打折扣。有没有办法能够防止它被氧化呢？有，就是和维生素 E 搭配。在食用不饱和脂肪酸时，适量增加维生素 E 的摄入，就能避免这个问题，且维生素 E 对维护血管健康也有帮助。

富含维生素 E 的食材有黑芝麻、榛子、核桃等。

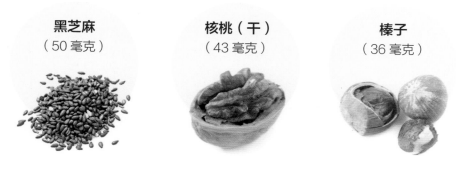

黑芝麻
（50 毫克）

核桃（干）
（43 毫克）

榛子
（36 毫克）

以每 100 克可食部计算

多吃卵磷脂丰富的食物

卵磷脂存在于人体内的每个细胞中，主要集中在神经系统、血液循环系统、免疫系统以及肝、心、肾等重要器官。

卵磷脂是血液中的"脂肪分解员"

卵磷脂有乳化、分解油脂的作用，适当食用富含卵磷脂的食物，可增进血液循环，加快血液中的脂质分解，促进其排出体外。而且，还能帮助清除血液中的过氧化物，使血液中的胆固醇及中性脂肪含量降低，避免脂肪和胆固醇在血管内壁滞留，预防血液黏稠。下面这些食物富含卵磷脂，日常饮食可适当食用。

蛋黄

一个鲜蛋黄约10%为卵磷脂，每天一个煮鸡蛋，能提高人体血浆蛋白的含量，有利于促进新陈代谢。

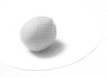

大豆

大豆所含的卵磷脂同蛋黄和动物肝脏一样，相对较完整。大豆推荐每天摄入10克。

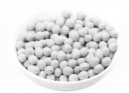

黑芝麻

黑芝麻含丰富的卵磷脂、蛋白质、维生素E和亚油酸，对血管健康有益。每天推荐吃一小把黑芝麻。

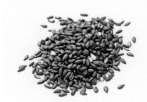

医生不说你不懂

吃鸡蛋不必丢蛋黄

根据《中国食物成分表标准版（第6版）》，每100克鸡蛋黄中含有胆固醇1510毫克。一个约44克的鸡蛋，蛋黄重量为13克。按照比例，一个鸡蛋黄中所含的胆固醇大概是196.3毫克。而正常人每天膳食中可摄入胆固醇量为300~500毫克，每天吃1个鸡蛋，胆固醇的量在正常范围内。

高脂肪、高热量食物是心血管的敌人，再美味也不能多吃

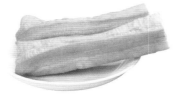

油条
热量和脂肪含量高

方便面
增加脂肪摄入量

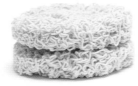

猪肝
易造成血液中
胆固醇升高

黄油
易引起动脉
粥样硬化

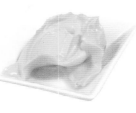

腊肉
所含亚硝酸盐
不利健康

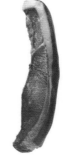

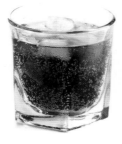

碳酸饮料
甜味剂可促进
血脂升高

炸薯片
脂肪含量高

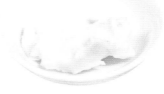

猪油
含有较多的饱和
脂肪酸和胆固醇

降低血液黏度的食物

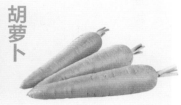

胡萝卜 增加冠状动脉血流量，稀释血液

胡萝卜中含胡萝卜素、维生素 C、槲皮素、山柰酚等。胡萝卜素和维生素 C 有降血脂、降血压和强心的功效。槲皮素能增加冠状动脉的血流量，降低血黏度，促进肾上腺素合成。山柰酚可增加冠状动脉血流量，降低血压和血脂。

降低血液黏度吃法

胡萝卜最好熟吃，因为 β - 胡萝卜素是脂溶性物质，需要油脂才能更好释放，可用油炒或与肉类一同烹调，或者煮熟后用香油拌食，哪怕只是和含油脂的菜肴搭配食用，也能使其所含的 β - 胡萝卜素被充分吸收利用，更大程度发挥其降脂降压的作用。

补充胡萝卜素的健康处方

取胡萝卜 100 克，芥菜 50 克，蜂蜜适量。将胡萝卜放入沸水中煮 5 分钟，捞出沥干，把热胡萝卜、芥菜一起放入搅拌机打成浆，凉凉，调少许蜂蜜即可饮用。

番茄 提高脂质代谢

番茄中的番茄红素是一种较强的抗氧化剂，能帮助预防心血管疾病。番茄中的烟酸能维持胃液的正常分泌，保护红细胞的形成，有利于保护血管壁的弹性，提高脂质代谢，避免血中胆固醇含量过高，有助于预防动脉粥样硬化及冠心病。

降低血液黏度吃法

生吃番茄，能补充维生素 C、钾和膳食纤维，对于预防心血管疾病和控制体重是有利的；熟吃番茄，能补充番茄红素和其他抗氧化剂，可以保护血管。

防营养流失的切法

切番茄时尽量减少番茄汁流失，保住水分和营养物质，更有利于保护心血管。将番茄蒂朝上放正再依照纹理切，能使番茄的种子与果肉不分离，减少流汁。

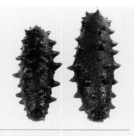

海参 降低血液黏度

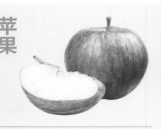

苹果 减少体内胆固醇和甘油三酯含量

海参中的黏液蛋白和精氨酸具有预防动脉粥样硬化、冠心病和心绞痛的作用。海参中的黏多糖可降低血清胆固醇和甘油三酯水平。

苹果中的乙酸能够加快胆固醇和甘油三酯的分解，膳食纤维能促进胆固醇的排出，降低血液中的胆固醇含量。

降低血液黏度吃法

1 烹调海参时不宜加醋，否则不仅吃起来口感、味道有所下降，还会破坏海参中的胶原蛋白，降低其营养价值。

2 清炖、煮粥最能保证海参的营养不流失，还可红烧、葱烧、烩等，味道鲜美。

选购海参时要仔细挑选

购买鲜海参时，要查看外观是否完整，表皮有无损坏。用手轻摸海参，水发海参的体内应无异物，刺头不容易脱落。购买干海参时，以体形完整、干燥、结实有光泽、外形均匀、腹内无沙的为佳。

降低血液黏度吃法

1 在吃苹果时不要忘记计算苹果的热量（200 克苹果约等于 25 克主食），相应减少主食量，最好在两餐之间食用。可在上午用 100 克苹果加餐，下午用 100 克猕猴桃加餐，中餐主食减少 25 克。

2 如果吃完苹果立即吃饭，或者饭后立即吃苹果，不但不利于消化，还会造成胀气和便秘。因此，苹果最好在饭前 1 小时或饭后 2 小时吃。

选苹果要选青色的

苹果分富士、黄香蕉、国光等品种，富士苹果偏甜，国光苹果偏酸。对于血液黏度高的人而言，不要吃太甜的苹果，应选青色偏酸的。酸度高的水果血糖生成指数一般较低，如青苹果、橘子、柚子等，有利于维持血糖和血脂平稳。

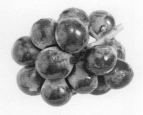

减少血栓形成

葡萄

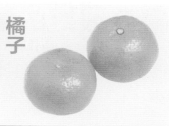

降低血清胆固醇浓度

橘子

葡萄含丰富的黄酮类物质和白藜芦醇，可降低血液中胆固醇含量，减少血栓形成，对预防心脑血管疾病有一定作用。

橘子中的橘皮苷可以增强毛细血管的韧性，降低血压，扩张冠状动脉，预防血脂异常并发冠心病。橘子含有丰富的膳食纤维，可以促进排便，降低血清胆固醇浓度，预防动脉粥样硬化等心血管疾病。

降低血液黏度吃法

1 "吃葡萄不吐葡萄皮"是一种更营养的吃法。葡萄中较多的抗氧化物质，如白藜芦醇等都是储存在葡萄皮和葡萄子中，若是只吃果肉，无法完全摄取营养成分。

2 葡萄可与猕猴桃、柠檬等搭配榨汁，既能够补充水分，促进胆固醇排出体外，降低血液中胆固醇水平，还有助于抗辐射、预防心血管疾病等。

降低血液黏度吃法

1 橘子富含维生素C，具有美容、抗衰老的作用。

2 橘子内侧薄皮含有果胶，可与果肉一起榨汁，帮助降低胆固醇。

葡萄干可适量食用

葡萄干是鲜葡萄晒制而成，富含铁、钙等，可补气补血，还能降低血液中的胆固醇含量、消除疲劳。葡萄干可直接食用，也可煮粥、制作面点等。但因其所含糖分较高，糖尿病患者和肥胖者不宜多食。

橘瓣银耳羹可降低胆固醇浓度

银耳用清水泡发，择洗干净，撕成小朵；橘子去皮，分瓣。锅置火上，放入银耳和适量清水，大火烧开后转小火煮至汤汁略稠，加入橘子瓣、枸杞子煮2分钟，调入冰糖煮化即可。橘子与银耳搭配，可促进排便，降低血液中胆固醇浓度，对预防动脉硬化等有一定作用。

很老很好的活血养心验方

桃仁山楂饮 活血化瘀

原料 桃仁 6 克，山楂 12 克，陈皮 3 克。

制作 将桃仁、山楂和陈皮用水煎好即可，每天饮用 1 次。

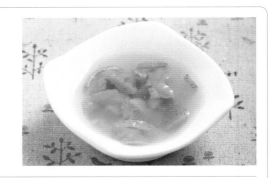

蜂蜜香蕉饮 降脂护心

原料 茶叶 10 克，香蕉 50 克，蜂蜜少许。

制作 用开水泡好茶叶，取香蕉肉研碎并加入蜂蜜，调入茶中。代茶饮，每日 1 剂。

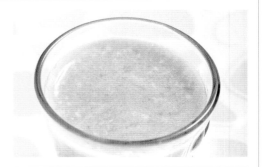

二参汤 帮助扩张冠状动脉

原料 党参、丹参各 20 克。

制作 将材料用水煎服，早晚各 1 次。气虚可适当加大党参的量，酌情加入适量的黄芪、太子参。

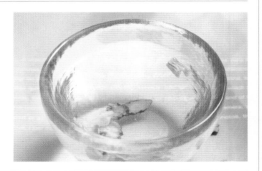

瓜蒌薤白汤 化瘀行血

原料 瓜蒌 20 克，薤白 10 克。

制作 将瓜蒌和薤白用水煎 2 次，取汁。早晚分服。

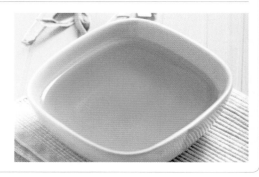

5 预防血胆固醇堆积，避免血脂异常

血胆固醇控制在 2.6 毫摩 / 升，避免斑块形成

胆固醇的分子结构就像海水中不断升腾的气泡，当这些"小气泡"裹挟在大鱼大肉里被人吃进体内，在小肠被吸收后就慢慢进入血液中，最后沉积到血管壁上，引起血脂异常、动脉粥样硬化等。血液中的胆固醇就像白色的凝乳，触感就像刚刚出炉的奶油蛋糕般滑腻温热。胆固醇本身并不"坏"，只是不能太少也不能过多。

胆固醇是细胞的砖瓦

胆固醇是人体必需的物质。盖房子需要砖瓦，细胞则需要胆固醇构成细胞膜。胆固醇主要在肝脏内生成，被血液运送到全身各处，最终根据身体的需要"落户"在细胞膜上。血胆固醇浓度应控制在 2.6 毫摩 / 升以下，如果体内的胆固醇过多，就会沉积在动脉壁上，在血管中造成"拥堵"现象。

总胆固醇 =	高密度脂蛋白胆固醇（HDL-C） +	低密度脂蛋白胆固醇（LDL-C） +	甘油三酯（TG）

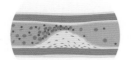 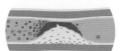

血管中，胆固醇越积越多影响到血流，容易导致血脂异常、冠状动脉粥样硬化等

血胆固醇的目标值

检测项目	检测值 （毫摩/升）	状态	疾病征兆
总胆固醇 （TC）	<5.2	合适	**升高：** 动脉粥样硬化、肾病综合征、糖尿病、血脂异常等 **降低：** 贫血、甲状腺功能亢进、营养不良等
	≥5.2且<6.1	边缘升高	
	≥6.2	升高	
低密度脂蛋白胆固醇 （LDL-C）	<2.6	最理想	**升高：** 心脑血管疾病、甲状腺功能减退、肾病、糖尿病等 **降低：** 肝功能异常
	<3.4	合适	
	≥3.4且<4.1	边缘升高	
	≥4.1	升高	
高密度脂蛋白胆固醇 （HDL-C）	<1.0	低	**降低：** 脑血管疾病、冠心病、高甘油三酯血症、糖尿病等
甘油三酯 （TG）	<1.7	合适	**升高：** 动脉粥样硬化、肥胖、糖尿病、脂肪肝、血脂异常等 **降低：** 肝功能严重低下、甲状腺功能亢进等
	≥1.7且<2.3	边缘升高	
	≥2.3	升高	

注：数据参考《中国血脂管理指南（2023）》。

好胆固醇：清理垃圾的卡车

高密度脂蛋白胆固醇（HDL-C）是好胆固醇。既然是好的，当然是高一点好。高密度脂蛋白就如同体内运送垃圾的卡车，还没等胆固醇堆积到动脉壁上，就把胆固醇清理走了。好胆固醇不应低于 1.0 毫摩/升。

坏胆固醇：堵塞"血管交通"的元凶

低密度脂蛋白胆固醇（LDL-C）是胆固醇中的"坏人"，即坏胆固醇，数值低一点好。如果把高密度脂蛋白比作垃圾处理车，低密度脂蛋白就是堆在街边的垃圾袋。低密度脂蛋白胆固醇是形成斑块，引起"血管交通"堵塞的罪魁祸首。

"提高""降低"是我们对待胆固醇的基本态度："提高"好胆固醇，"降低"坏胆固醇。

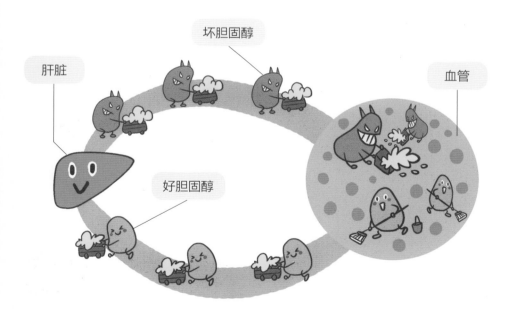

好胆固醇将多余的血管垃圾运走，坏胆固醇将血管垃圾随意堆放，日积月累，容易导致血管堵塞

吃对肉，减少脂肪摄入

肉是蛋白质、脂肪、铁等营养素的主要来源，饮食中不可或缺。但是吃肉要有所选择，避免饱和脂肪酸摄入过多，导致血液黏度增加、血流速度变慢等，进而增加罹患血脂异常的概率。

优选白肉降血脂

为了降低脂肪酸的摄入，应该巧妙选肉。与红肉（猪、牛、羊肉）相比，白肉（鱼、鸭、鸡肉）脂肪含量相对较低，不饱和脂肪酸含量较高。特别是鱼类，含有较多的多不饱和脂肪酸，对于预防血脂异常具有重要作用。因此，大家可将白肉作为肉类的首选食物。

红肉吃清炖的，饱和脂肪酸大幅下降

吃肉应该有度，建议每周120～200克即可，且红肉最好吃清炖的（炖2小时以上）。经过长时间炖煮，肉里面的油脂消除了很多，饱和脂肪酸含量也大幅下降。这个时候单不饱和脂肪酸和多不饱和脂肪酸含量相对增加。同时，炖得软烂的红肉还保留了肉原本的营养成分，如丰富的维生素 B_1、蛋白质和必需脂肪酸等，而且胶质部分更容易被人体消化吸收，所以特别适合肠胃不好的人群。

减少肉类脂肪的烹饪技巧

1 在烹饪之前去掉肥肉或鸡皮

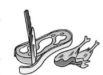

在烹饪前去掉肥肉和鸡皮等油脂多的部位。

2 淋热水减少油脂

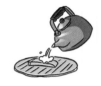

五花肉等油脂多的肉类，可以放在筛子上，用热水淋一下，以减少油脂。

3 切成薄片

将肉切成薄片，可以增加表面积。烹饪过程中更容易去除油脂，减少油脂的摄入。

4 撇去水面的油脂和杂质

油脂多的肉类可以用热水焯烫一下，然后放凉，去除水面出现的一层白色固状油后再烹饪。

选好进食方式，避免血脂升高

预防血脂升高，除了良好的饮食习惯之外，进食方式也很重要，对控制血脂有辅助作用。

吃东西要细嚼慢咽

进食 20 分钟以后，人体的饱食中枢才会受到相应的刺激。因此，吃饭时不要着急吞咽，要细嚼慢咽，在嘴里咀嚼 20～30 次后，再咽下去。这样，大脑的中枢更容易得到饱腹刺激，不易进食过量。

每餐只吃七成饱

血脂异常患者要养成用餐吃七成饱的习惯，对健康有很大帮助。

对血脂异常患者而言，吃得过多，不仅会使血脂得不到控制，增加动脉硬化的风险，还会使血液集中在胃肠道，造成心脏和大脑等器官供血不足，从而引起身体不适。因此，每餐不宜吃得过饱，给胃肠留些"空间"。

加入有嚼劲的食物

食物中加入根茎类食物、魔芋等嚼劲大的食物，可以防止吃得太快和太多，还能增加饱腹感，对预防饮食过量很有帮助。

先从低热量的食物开始吃

吃饭时，先吃热量低的蔬菜类、海藻类等食物，或者从血糖生成指数（GI）低的食物开始吃，最后吃米面等碳水化合物。这样容易尽早出现饱腹感，减少食物和热量摄入。

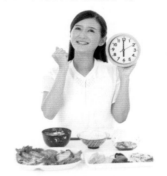

医生不说你不懂

睡前记得喝一杯水

睡前喝一杯白开水，可以促进夜间的血液循环。因为夜间饮水量大大减少，人体的血液会变得黏稠，第二天早上容易出现头晕等症状。

有些老年人担心睡前饮水会引起夜尿频多，其实，老年人膀胱萎缩，即使不喝水，也会出现夜尿多的现象。而且老年人血液黏度高，可能引起血管堵塞，导致脑梗死。因此患血脂异常的老年人要养成在睡前 2 小时饮一杯温水的习惯。此外，血脂异常患者沐浴前也要喝一杯水，以免长时间沐浴造成体内水分流失引起不适。

缓解血脂上升的食材

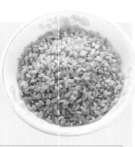

糙米
加速脂肪和胆固醇分解

糙米有助于降低胆固醇，对预防心血管疾病有一定的作用。糙米还能改善肠道微生态平衡，增加肠内有益菌群，促进胃肠蠕动，有效排除体内毒素，加速脂肪和胆固醇代谢。

降血脂吃法

在制作糙米饭时，要注意将未除净的稻壳等杂质挑选干净，经过简单的冲洗后浸泡4小时再蒸煮，这样不但口感好，还有助于平稳血糖，降血脂。

吃糙米饭更控糖调脂的办法

韩国研究人员通过动物实验发现，糙米中常见的多酚类抗氧化剂阿魏酸对糖尿病肾病具有一定的预防作用，所以常做红糙米饭团吃。日本推荐糖尿病患者用一半白米和一半糙米混合煮米饭。不过糙米饭刚煮出来趁热吃，血糖升高较快。所以，日本人吃米饭往往是做成饭团、寿司，放凉吃。

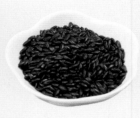

黑米
降低低密度脂蛋白胆固醇浓度

黑米的提取物花色苷类化合物和不饱和脂肪酸可帮助降低血清中总甘油三酯、总胆固醇、低密度脂蛋白胆固醇的浓度，从而有效降低血脂水平，改善血脂代谢。

降血脂吃法

黑米煮粥口感较好，煮粥时，最好配糯米来增加黏度。黑米、糯米黏性都较大，烹煮时还可添加适量普通大米来调节黏度。

浸泡黑米的水保留

黑米制作前，最好先清洗，再浸泡，这样更容易熟。浸泡黑米的水别丢弃，和清水一起做米饭、打豆浆、熬粥等，可更好地利用黑米的营养成分。

洋葱
降低血清胆固醇

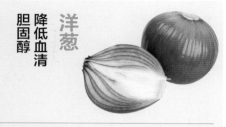

洋葱中所含二烯丙基硫化物及蒜氨酸酶，可降低血清中胆固醇和甘油三酯含量，从而有效降血脂，对血管硬化也有一定的预防作用。

降血脂吃法

1 洋葱生吃或凉拌能最大限度地发挥其降血脂的功效。
2 洋葱宜烹炒至嫩脆且有一些微辣为佳，烹饪过久会导致洋葱的营养物质被破坏。

吃肉配洋葱有助于平稳血糖、降血脂

　　洋葱可以分解脂肪，其中所含的化合物能够阻止血小板凝集，并加速血液凝块溶解。吃肉时搭配些洋葱，有助于抵消高脂肪食物引起的血液凝块。洋葱和肉搭配而食的方法有很多，比如，可将洋葱片和肉块交替穿成肉串，放在明火上烤熟食用。

魔芋
血管垃圾的清洁工

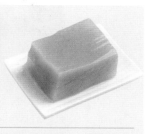

魔芋中的膳食纤维在肠胃中能吸水膨胀，增强饱腹感，并形成胶态物质以延缓脂肪的吸收。

降血脂吃法

1 魔芋富含膳食纤维，可帮助排出多余的脂肪和胆固醇，和肉搭配食用，味道鲜美，又不过于油腻，能起到降血脂的作用。
2 生魔芋有毒，所以魔芋必须煮熟煮透后才可食用。

魔芋凉拌可降血脂

　　将市售魔芋放入热水煮2分钟，切成小块，用酱油、适量辣椒一起煮到汤汁收干，浇到魔芋块上即可食用。

木耳

降脂驻颜

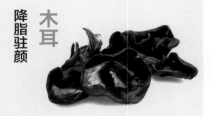

木耳富含膳食纤维，可以刺激肠胃蠕动，帮助排便，加速胆固醇排出体外。木耳还含有多种多糖，可预防血栓形成，减少胆固醇附着在血管壁上。

降血脂吃法

1 干木耳烹调前宜用温水泡发，泡发后仍然紧缩在一起的部分不宜食用，会影响健康。

2 干木耳泡发洗净焯烫后，直接与黄瓜、洋葱、银耳、西蓝花等一起加调味料凉拌食用，不仅口感清爽，还能降血压、减肥，对降血脂、控血糖也有益。

最好每天都吃木耳

木耳对减少人体血糖波动及调节胰岛素分泌有一定帮助，且其所含的胶质具有吸附作用，可将残留在人体消化系统内的杂质吸附并集中起来排出体外，可以说是"身体清道夫"。吃木耳保健贵在坚持，最好每天吃一点木耳，凉拌、炒食均可。

三文鱼

降低甘油三酯，升高好胆固醇

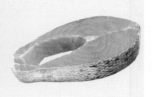

三文鱼中的 ω-3 脂肪酸可以降低血液中的甘油三酯水平，升高好的胆固醇，增强血管弹性。

降血脂吃法

1 三文鱼适宜生食，搭配酱油和芥末，口感鲜嫩，降血脂功效明显。

2 如果熟吃的话，最好采用清蒸的方法，烹调时间不宜过长，一般八成熟即可，否则会破坏其中的营养成分。

每周 200 克，有助降血脂

通常饮食摄入的脂肪中缺少必要的 ω-3 脂肪酸，这是导致血脂异常的主要原因之一。和其他食物相比，三文鱼中含有更多的 ω-3 脂肪酸，可以提升体内一氧化氮的水平，能更好地舒张血管平滑肌，使血液流通顺畅，从而降低血脂、血压。血脂异常的人每周食用 200 克三文鱼，在一定程度上可以降血脂。

很老很好的降脂验方

荷叶粥　降脂减肥

原料　鲜荷叶 1 张，大米 100 克。
制作

1 荷叶洗净，大米洗净后浸泡 30 分钟。
2 锅中加适量水，放入荷叶，煎汤汁。
3 捞出荷叶，下入大米一起煮粥即可。

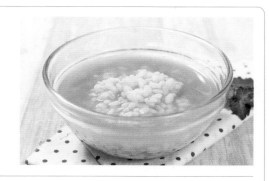

燕麦麸皮粥　对抗胆固醇

原料　燕麦麸皮 30 克，大米 50 克。
制作

1 大米洗净后浸泡 30 分钟，燕麦麸皮
　洗净。
2 将大米和燕麦麸皮放入沸水锅中，
　一起熬煮成粥即可。

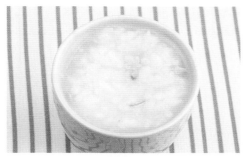

山楂红枣茶　降低胆固醇浓度

原料　山楂 300 克，红枣 30 克，酒酿
　　　　500 毫升。
制作　山楂洗净，红枣洗净沥干。锅
　　　　中加入山楂、红枣和适量清水
　　　　大火煮开，转小火熬煮半小时，
　　　　加入酒酿稍煮即可。

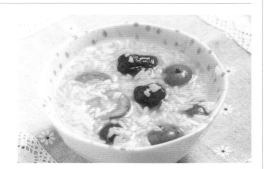

红枣枸杞茶　降低血胆固醇

原料　红枣 10 克，枸杞子 15 克。
制作

1 红枣、枸杞子分别洗净。
2 锅内加适量水，加入红枣和枸杞子，
　大火煮沸，焖 5 分钟即可。

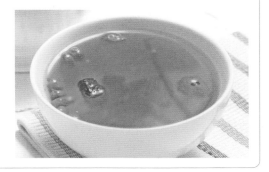

预防血糖升高过快，避免糖尿病及各种并发症

空腹血糖 <6.1 毫摩 / 升，血糖适宜更护心血管

血液中葡萄糖的来源有哪些

血糖是血液中的葡萄糖，来源主要有三个：一是食物中的碳水化合物经消化分解变成葡萄糖，被吸收入血液循环，是血糖最重要的来源；二是储存于肝脏中的肝糖原和储存于肌肉中的肌糖原分解成葡萄糖进入血液，供人体所需；三是饮食中的蛋白质和脂肪通过糖异生作用转化成葡萄糖。

糖尿病的诊断标准

正常人空腹血糖应为 3.9 ~ 6.1 毫摩 / 升，餐后 2 小时血糖在 3.3 ~ 7.8 毫摩 / 升。如果有典型的糖尿病"三多一少"症状，即烦渴多饮、多尿、多食、不明原因体重下降，加上随机血糖 ≥ 11.1 毫摩 / 升，或加上空腹血糖 ≥ 7.0 毫摩 / 升，或加上 OGTT（口服葡萄糖耐量试验）2 小时血糖 ≥ 11.1 毫摩 / 升，或加上 HbA1c（糖化血红蛋白）≥ 6.5%，即可诊断有糖尿病。如果没有糖尿病典型症状，但血糖值偏高，则需改日复查确认。

糖尿病是在遗传和环境因素共同作用下，由于胰岛素缺乏或胰岛素抵抗而引起的人体碳水化合物、蛋白质及脂质代谢紊乱的一种慢性、终身性疾病。随着糖尿病病程的延长，会继发心脑血管系统病变、眼部病变、神经系统病变、肾脏病变、外周血管系统病变、足部病变等。因此，糖尿病患者应控好血糖水平，积极降压、纠正血脂异常、改善胰岛功能、控制体重，尽量不得或晚得并发症。

低 GI、低 GL 的饮食法则

GI 是血糖生成指数（Glycemic Index）的英文缩写，也称生糖指数，它代表食物进入人体 2 小时内血糖升高的相对速度。GL 的全英文是 Glycemic Load，即生糖负荷，其数值和生糖指数有关，它建立在生糖指数的基础上，也算入碳水化合物总量的一部分。公式如下。

GL=GI×食物碳水化合物含量（克）/100。

与 GI 有关的五个因素

- 食物越紧实，GI 越低。
- 食物越精致，GI 越高。
- 食物膳食纤维越完整，GI 越低。
- 食物中淀粉糊化程度越高，GI 越高。
- 食物酸化程度越高，GI 越低。

降低食物 GI 的烹调妙招

急火煮，少加水

食物的生熟、软硬、稀稠、颗粒大小都会影响食物的 GI。食物加工时间越久，温度越高，水分越多，糊化就越好，食物的 GI 就越高，升糖越快。

增加主食中蛋白质的含量

增加主食中优质蛋白质含量，会改变主食的 GI。如饺子、包子等食物，多为中 GI 食物。

GI 越低，血糖上升速度越慢

低 GI 食物滞留于消化道中时间长，吸收率低，葡萄糖释放缓慢，进入血液的速度慢，达到的血糖峰值低，胰岛素峰值也就相应低。高 GI 食物则相反。

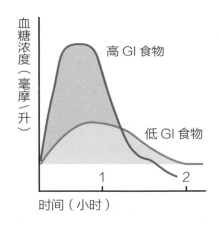

常见食物 GI、GL 表

食物	GI	GL	分量（克）
燕麦麸	55	13	30
玉米片	79	9	50
面条（白，细，煮）	41	27	100
牛奶	28	3	250
豆奶	19	1	250

注：表中所示分量为日常食用量。

用好食物交换份，想吃啥就吃啥

食物交换份，让你换着花样吃

设计食物交换份法的目的，是为避免血糖偏高者摄入过多热量，方便患者以及医务人员进行配餐计算和操作，而且也能给糖尿病患者的饮食提供更多选择，不致每天都吃得单调。

家常食物分四组，90 千卡为 1 个交换份

在计算热量之前，首先要了解食物的分类。为方便计算，可把食物分成谷薯组（根茎类蔬菜如土豆、山药含糖量很高，也属于这类）、蔬果组、肉蛋豆奶组、油脂组（包括坚果类）四大组。

交换份以 90 千卡为一个交换单位。为求方便，把这四大组食物各自分别凑一整数，如米面 25 克、绿叶蔬菜 500 克、水果 200 克、牛奶 160 克、瘦肉 50 克、鸡蛋 50 克、食用油 10 克等为 "1 交换份"。这样，同组食物间相互交换时，在热量相同情况下，食物可日日翻新，随时调整，而且相对简单，容易掌握。

1 交换份食物（90 千卡）包含的种类及主要营养素

组别	类别	每份质量（克）	热量（千卡）	蛋白质（克）	脂肪（克）	糖类（克）	主要营养素
谷薯组	谷薯类	25	90	2	—	20	碳水化合物、B 族维生素
蔬果组	蔬菜类	500	90	5	—	17	矿物质、维生素、膳食纤维
	水果类	200	90	1	—	21	维生素、膳食纤维
肉蛋豆奶组	大豆类	25	90	9	4	4	蛋白质、钙
	奶制品	160	90	5	5	6	蛋白质、钙、B 族维生素
	肉蛋类	50	90	9	6	—	蛋白质、钙、B 族维生素
油脂组	坚果类	15	90	4	7	2	脂肪、蛋白质
	油脂类	10	90	—	10	—	脂肪

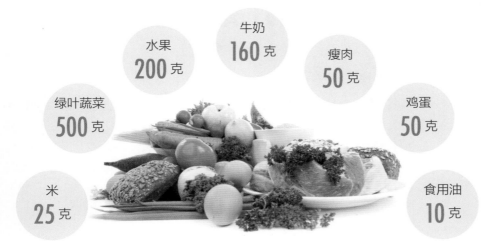

1 个交换份的食物

怎样使用食物交换份

1. 同类食物可互换

25 克玉米面可和 25 克大米互换，25 克绿豆可和 25 克小米互换，25 克苏打饼干可和 35 克馒头互换，35 克咸面包可和 35 克烙饼互换。

2. 营养素含量相似的食物可互换

25 克主食可和 200 克梨互换，25 克燕麦片可和 150 克荔枝互换，50 克瘦肉可和 1 个 60 克带壳鸡蛋互换，500 克蔬菜可和 200 克苹果互换。

3. 生熟可互换

50 克面粉（生重）可和 75 克馒头（熟重）互换，50 克大米（生重）可和 125 克米饭（熟重）互换，50 克生肉可和 35 克熟肉互换。

医生不说你不懂

主食干重和湿重的换算

大米、白面、杂粮等原料，在烹调过程中，还要加入水，加水做成米饭或馒头后，重量必然会增加。一般来说，大米（生重）和米饭（熟重）的比例为 1∶2.5，面粉（干重）和馒头或花卷（湿重）的比例为 1∶1.5。

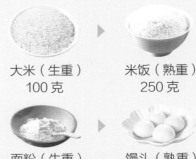

大米（生重）　　米饭（熟重）
100 克　　　　　250 克

面粉（生重）　　馒头（熟重）
100 克　　　　　150 克

73

饮食误区，血糖升高损健康

误区一：主食吃得越少越好

很多糖尿病患者怕血糖升高不敢吃主食，采用饥饿法控制血糖，这种做法不仅是错误的，而且非常危险，严重者会造成低血糖昏迷。

其实在合理控制热量的基础上提高碳水化合物的摄入量不仅不会造成患者血糖升高，还可以增强胰岛素敏感性和改善葡萄糖耐量。因此，糖尿病患者应维持合理的饮食结构。

误区二：只吃粗粮不吃细粮

粗粮中含有丰富的膳食纤维，且食物血糖生成指数较低，因此有些糖尿病患者大量吃粗粮，这种做法也是错误的。如果长期以粗粮为主，会增加胃肠道的负担，并影响蛋白质和一些微量元素的吸收，时间长了容易造成营养不良，对身体不利。因此主食应粗细搭配，细粮与粗粮的比例为 6：4 更适宜。

误区三：水果含糖量高，糖尿病患者不能吃

水果中含有大量维生素、膳食纤维和矿物质，有益于糖尿病患者。水果所含糖分有葡萄糖、果糖和蔗糖，其中果糖在代谢时不需要胰岛素参加，所以，糖尿病患者在血糖已获得控制后可适量吃些水果。如中年糖尿病患者空腹血糖控制在 7.8 毫摩 / 升以下、餐后 2 小时血糖控制在 10 毫摩 / 升以下，可以在两餐之间适当地吃一点水果。

误区四：不甜的水果可以多吃点

水果所含的糖种类繁多，按甜度进行排序，应为果糖 > 蔗糖 > 葡萄糖。一般来说，果糖含量高的水果比较甜。以火龙果与西瓜为例，由于火

医生不说你不懂

警惕市面上的无糖食品

无糖食品是指碳水化合物含量小于 5% 的食物，但市场上的无糖食品多数是指不加蔗糖的食物，这些食物虽然没有添加蔗糖，却添加了糖醇等甜味剂，而且某些食物中的淀粉、乳糖等成分进入人体后也会转变成葡萄糖，对血糖控制不利。因此不要一看到"无糖"就认为是完全不含糖，应当仔细看食品外包装上的成分介绍。其实很多无糖食品中脂肪、热量都很高，"无糖" ≠ 健康。

龙果的糖分主要是葡萄糖，而西瓜的糖分中果糖占了一半以上。从口感上比较，西瓜的甜度要高于火龙果。但比较含糖量的话，西瓜的含糖量（8%）比火龙果的含糖量（13.3%）低。所以水果中的含糖量和口感上的甜度并不完全相关，不可单凭口感来判断葡萄糖、果糖含量的高低。糖尿病患者应选择含糖量相对较低、血糖生成指数低的水果，适量食用。

误区五：用了降糖药，就不需要控制饮食了

有的糖尿病患者认为吃了降糖药物，就不需要进行饮食控制了，这种认识和做法是不对的。因为饮食治疗是药物治疗的前提和基础，不控制饮食会直接影响降糖药物的疗效，造成血糖波动。因此，只有在科学饮食基础上辅以药物治疗，才能更有效、更安全地控血糖。

误区六：控制饮水量

糖尿病患者喝水多是体内缺水的表现，是人体的一种保护性反应。患糖尿病后控制喝水量不但不能治疗糖尿病，反而会加重病情，可能引起酮症酸中毒或高渗综合征，是非常危险的。只有少数严重肾功能障碍、水肿患者，才需要控制饮水量。

误区七：吃苦瓜、南瓜等食物能降糖

任何一种食物，只要有热量，食用后就会升高血糖。升高血糖有快慢之分，但不可能让血糖不升反降。对糖尿病患者来说，有些食物可以辅助平稳血糖，但它们并不具有直接降血糖的作用。所以，如果在朋友圈看到诸如"吃××降血糖"之类的说法，一定不要盲目相信。

水果应作为加餐食用，不宜餐前或餐后立即吃水果，否则会增加胰腺负担，也不利于控制总热量摄入

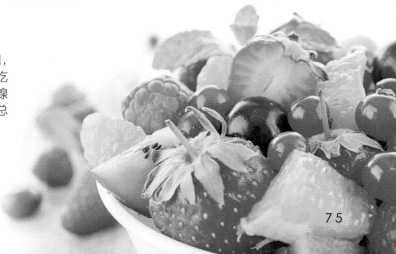

有效控糖食物

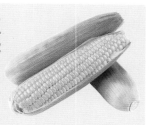

玉米
胰岛素的加强剂

玉米中所含的镁、铬、谷胱甘肽等具有调节胰岛素分泌的功效，是胰岛素的加强剂，有辅助预防糖尿病的作用。

调控血糖吃法

1 吃玉米最好选择蒸煮方式，这样可最大限度地激发其抗氧化活性，有利于糖尿病患者控制血糖。

2 玉米适宜和松仁搭配炒食。松仁富含不饱和脂肪酸，可降低血液黏度。玉米富含膳食纤维，可促进肠道蠕动，促进胆固醇的排出。二者搭配可调节血糖，预防心脏病。

有选择性地食用玉米

对于糖尿病患者来说，应选择含膳食纤维较多的老玉米，少吃甜玉米和糯玉米。糯玉米不宜单独食用，可与豆面或富含膳食纤维的食物搭配食用，以减缓血糖上升速度；鲜玉米每天宜吃 100 克，玉米面、玉米楂每天宜吃 50~100 克。

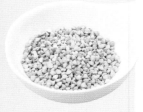

荞麦
调节胰岛素活性

荞麦中的铬能增强胰岛素的活性；荞麦中含有的芦丁能促进胰岛素分泌，具有平稳血糖的作用。

调控血糖吃法

1 荞麦的米质较硬，烹调前宜先用清水浸泡 4 小时，这样有利于营养物质的消化吸收。另外，荞麦一次不宜食用过多，否则易造成消化不良，影响糖尿病患者的营养吸收。

2 荞麦磨成粉可做成荞麦馒头、荞麦煎饼、荞麦面条等。荞麦煎饼松软、口感好；用肉末和黄瓜拌荞麦面条，清爽不腻。

血糖偏高者吃荞麦有诀窍

目前市场上也有荞麦片、荞麦面包等出售，血糖偏高者可以根据自己的口味和喜好进行选择。荞麦中的苦荞性寒、味苦，中医认为苦能清泻，可清热泻火，能对糖尿病起到一定的调理作用。荞麦馒头与肉类、蛋类或蔬菜一起食用，既营养又能调控血糖。

西蓝花
有助于预防 2 型糖尿病

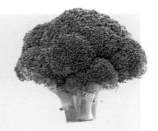

西蓝花含有丰富的微量元素铬，可以保护胰岛 β 细胞，减少胰岛素的需要量，可以使糖尿病患者症状减轻，尤其适用于预防 2 型糖尿病。

调控血糖吃法

1 西蓝花在烹饪之前，用开水焯一下，口感更好，膳食纤维更易消化，更能发挥其抑制葡萄糖吸收的功效。
2 西蓝花本身无多大味道，所以烹饪时可加肉、大蒜等提味，还能减少盐的摄入量。

凉拌西蓝花控血糖效果好

西蓝花烹饪时间不宜过长，以免破坏其功能成分——硫代葡萄糖苷。将其清洗干净之后，用水焯熟，与富含番茄红素的番茄一起凉拌食用，可起到控糖、抗癌等功效。

黄瓜
促进糖代谢，控体重

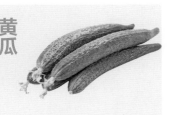

黄瓜中含有维生素 C，可促进糖代谢，调控血糖。且黄瓜水分高、低脂，可抑制糖类转化为脂肪，对控制体重也有帮助。

调控血糖吃法

1 黄瓜直接生吃或凉拌，都能很好地保留维生素 C，发挥控糖功效。
2 黄瓜的含糖量不到 5%，且能增加饱腹感，对糖尿病患者而言是不错的解饥食品。两餐之间感到饥饿时，吃上一根或半根黄瓜，相当于加餐一次。另外，正在控制饭量的糖尿病患者，可以在饭前吃半根黄瓜，这样有助于减少正餐的饭量。

黄瓜尾部不全丢

黄瓜尾部含有较多的苦味素，可刺激消化液分泌，从而产生大量消化酶，增强食欲，因此不宜全部丢弃。

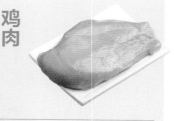

鸡肉

补充优质蛋白质，控血糖

鸡肉含有丰富的蛋白质和锌，可增强肌肉和脂肪细胞对葡萄糖的利用，有助于控血糖。

调控血糖吃法

1 烹饪前去鸡皮可减少糖尿病患者对脂肪的摄入。
2 炖鸡虽然味道鲜美，富含蛋白质，但鸡汤中盐分偏高，饱和脂肪酸和胆固醇也较多。所以，鸡汤可适量喝，但不宜熬得过浓。

吃鸡肉要了解各部位营养的不同

不同部位的鸡肉营养成分有所差异。鸡胸肉脂肪含量很低。鸡翅膀含有较多脂肪，想减肥的人要少吃。鸡肝中的胆固醇很高，胆固醇高的人不要多吃。鸡皮中脂肪和胆固醇含量较高，血脂异常患者最好去皮吃。鸡屁股是储存病菌和致癌物的仓库，应弃掉不要。鸡头中容易蓄积毒素，最好也弃掉不吃。

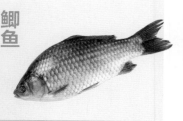

鲫鱼

利水消肿，控糖补硒

鲫鱼含有钾、硒、钙等矿物质，有助于利水消肿、保护胰岛细胞，对调控血糖有利。

调控血糖吃法

1 鲫鱼肉嫩味鲜，最好是清蒸或煮汤吃，若经煎炸，食疗功效就会打折扣。鲫鱼豆腐汤是民间常用的吃法之一，能促进胰岛素分泌，很适合中老年糖尿病患者食用。
2 鲫鱼子含胆固醇较高，糖尿病及血脂异常患者不宜吃。

绿茶配鲜美鱼肉止烦消渴

清蒸鲫鱼时加点绿茶，不仅味道好，而且可以止烦消渴，帮助改善糖尿病患者出现的口渴症状。烹调方法非常简单：准备鲫鱼500克，绿茶适量；将鲫鱼去鳃、去内脏，洗净，腹内装满绿茶，放入盘中，上蒸锅清蒸，熟透即可。

很老很好的控糖验方

牛蒡汤 稳血糖，降血压

原料 牛蒡1根。

制作

1 牛蒡用刀刮干净外皮，切块，洗净。
2 将牛蒡放入碗中，捣碎，加水煎成浓汤即可饮用。

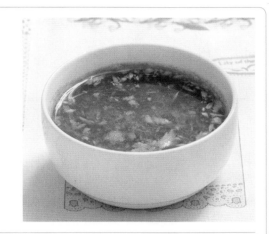

黄芪山药茶 双向调节血糖

原料 黄芪、山药各5克，茉莉花3克。

制作 将所有材料一起放入杯中，倒入沸水，盖盖子闷泡约5分钟即可饮用。

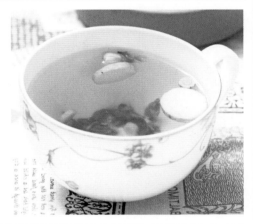

糙米茶 利尿，平稳血糖

原料 糙米30克。

制作

1 糙米洗净晾干，放入锅中翻炒至黄褐色。
2 锅内加适量水，放入炒过的糙米同煮。
3 水开5分钟后，将糙米过滤，留汤代茶饮即可。

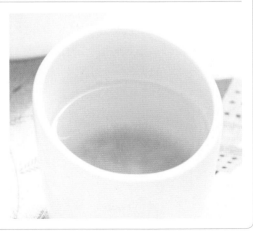

预防血尿酸升高，避免高尿酸血症、痛风

尿酸入大于出，就会在体内堆积

关于尿酸水平，男女各不同

一个健康的成年人体内的尿酸大约为 1200 毫克，每天排泄 500～1000 毫克，新生成 750 毫克左右。正常情况下，人体的血尿酸水平应该保持在：女性为 150～360 微摩 / 升，男性为 210～420 微摩 / 升。

尿酸生成过多与遗传、肥胖等密切相关

尿酸生成过多的原因有很多。临床上，大部分高尿酸血症的发生没有一个明确的原因，可能与遗传因素有关，也可能与肥胖、血脂异常、高血压等有关。食物中嘌呤含量过高，内源性嘌呤的大量产生，以及慢性溶血性贫血、横纹肌溶解、化疗、放疗、过度运动等，这些因素都可能使得尿酸水平升高。

肾功能减弱，尿酸自然排得少

人体内的尿酸 2/3 是经由肾脏随尿液排出体外，其他排出途径还包括汗液、粪便等。如果肾脏的工作能力降低，身体内多余的尿酸就无法排泄，体内尿酸值自然会上升。排泄不出去的尿酸会渐渐在体内积累。体内尿酸高会对人体产生有害影响，因此保护好肾脏功能格外重要。

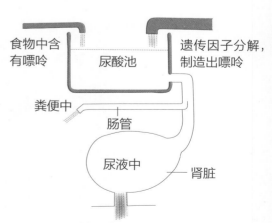

体内尿酸的来源及代谢途径

亲近低嘌呤，适当中嘌呤，限制高嘌呤

人体如果进食过量的嘌呤可转化成尿酸，加速痛风发作，所以痛风患者需长期进食低嘌呤食物，在急性期应严格限制嘌呤摄入量在 150 毫克／日以下。按食物嘌呤含量的高低，通常把食物分为高嘌呤、中嘌呤、低嘌呤三类。痛风患者的饮食原则是，低嘌呤食物可以放心食用，中嘌呤食物限量食用，高嘌呤食物限制食用。

食物按嘌呤含量分为三类

一般来说，正常的饮食每日摄入的嘌呤量为 800 毫克左右。为预防高尿酸血症，低嘌呤饮食要求控制食物中的嘌呤摄入量，每日不超过 400 毫克。当处于痛风急性发作期时，要求更严格，每日允许摄入的嘌呤量应在 150 毫克以下。

为了方便计算，按照食物中的嘌呤含量将生活中的常见食物分为低、中、高三个类别。通常把每 100 克食物中嘌呤含量小于 25 毫克的食物称为低嘌呤食物，含量在 25～150 毫克的称为中嘌呤食物，含量大于 150 毫克的称为高嘌呤食物。

建议常吃低嘌呤类食物

低嘌呤食物（＜25 毫克／100 克）

分类	常见食物名称
谷薯类及其制品	挂面、薏米、黄米、小麦粉、玉米面、小米、红薯、土豆、淀粉、粉条等
干豆类及其制品	豆浆（5% 或 2.5%，无糖）等
蔬菜类	胡萝卜、白萝卜、四季豆、西葫芦、番茄、丝瓜、茄子（紫皮，长）、苦瓜、黄瓜、柿子椒等
菌藻类	鸡腿菇（鲜）、榛蘑（鲜）、海带等
水果类	苹果、梨、杨梅、菠萝、香蕉、西瓜等
奶及奶制品	牛奶、奶酪、奶粉、酸奶等
蛋类及其制品	鸡蛋、鹅蛋、鹌鹑蛋等
鱼虾蟹贝类	鲜海参、海蜇等
调味品类	香醋、陈醋、米醋、番茄酱等

慎食中嘌呤食物，特别是痛风急性发作期不宜食用

中嘌呤食物（25~150毫克/100克）

分类	常见食物名称
谷薯类及其制品	花卷、麻花、煎饼、馒头、油饼、烧饼、黑米、糯米、大米、香米、糙米、红米、大麦、燕麦、荞麦等
干豆类及其制品	豆腐干、纳豆、内酯豆腐、北豆腐、豆浆（20%或15%，无糖）、白芸豆、花芸豆等
蔬菜类	豌豆、豆角、豇豆、菜花、香椿、黄花菜（干）等
菌藻类	平菇、金针菇、口蘑、水发木耳、鲜香菇等
坚果种子类	榛子（熟）、松子（熟）、开心果（熟）、腰果（熟）、花生米（熟）、白芝麻（熟）、南瓜子（熟）、黑芝麻（熟）等
畜肉类及其制品	猪肉、猪蹄（熟）、火腿罐头、猪血、牛肉干、牛肉、羊肉（生）、兔肉（熟）等
鱼虾蟹贝类	金枪鱼、武昌鱼、鲤鱼、多宝鱼、大闸蟹（熟）等
速冻食品	水饺（三鲜馅）、包子（羊肉萝卜馅）等
调味品类	海鲜酱油、豆瓣酱、葱味虾酱、颗粒花生酱等

严格控制高嘌呤食物的摄入

高嘌呤食物（>150毫克/100克）

分类	常见食物名称
干豆类及其制品	黄豆、黑豆、绿豆、红豆、腐竹、豆腐皮等
菌藻类	干香菇、干猴头菇、干木耳、紫菜、海苔等
畜肉类及其制品	肥肠（熟）、猪肝、猪肺、猪肾、猪肚（熟）、羊肝、鸡肝、鸡心、鸭肠（熟）、鹅肝等
鱼虾蟹贝类	鲅鱼、黑鱼、三文鱼、黄花鱼、牡蛎、扇贝、鱿鱼等
调味品类	鸡精、酵母等

注：以上数据来源于《中国食物成分表标准版（第6版）》。

避开饮食三大误区

误区一：痛风患者不能吃豆类

黄豆、黑豆等豆类属于含嘌呤较高的食物，然而在制作成豆腐、豆干的过程中，大量嘌呤会随之流失，所以，豆制品中的嘌呤含量很少。豆腐中的蛋白质还有利于促进尿酸盐的排泄，是痛风患者很好的优质蛋白质来源。同样的，一杯豆浆的嘌呤总量也不多，痛风患者在痛风缓解期喝一杯豆浆是没有问题的。

所以，痛风患者处于非急性发作期，只要控制好一天食物中的嘌呤总量，适量食用豆浆等豆制品是有益健康的。建议痛风患者选择豆类及豆制品的顺序是：豆腐→豆干→豆浆→整粒豆，摄入量也应按顺序逐渐减少直至不吃。但应该注意的是，在痛风急性发作期，最好暂时禁食大豆类，对豆制品非常敏感的痛风患者在痛风缓解期也要少吃或不吃。

误区二：荤菜含嘌呤高，最好吃素食

众所周知，发生痛风的大多是经常吃大鱼大肉、海鲜的人，素食主义者很少发生痛风。于是，有人认为患了痛风最好吃素食，不吃肉。但临床观察发现，尿酸正常的痛风患者营养不良的发生率高于尿酸偏高的痛风患者，这可能就是"矫枉过正"的结果。

如果痛风缓解期肉类摄入过少，会使患者营养不良、抵抗力下降。过于严格控制嘌呤，还容易引起"二次痛风"（当过于严格控制嘌呤时，体内尿酸急剧下降，使得 A 关节壁上的尿酸盐大量被释放入血，随血液涌入 B 关节中，引发又一次痛风发作）。所以，在痛风缓解期，痛风患者可适当进食肉类，增加蛋白质摄入。

误区三：海产品一律禁食

海产品是否适合痛风患者食用，主要取决于嘌呤含量。如同样是动物性海产品的海蜇和海参，其嘌呤含量分别只有9.3毫克/100克和4.2毫克/100克，比有的青菜还低。此外，海藻也属于低嘌呤食物，痛风患者适当食用对改善心脑血管疾病有好处。所以，这些嘌呤含量低的海产品，痛风患者完全可以吃。

值得一提的是，海产品中通常富含不饱和脂肪酸，不饱和脂肪酸对心血管系统具有保护作用，因此，痛风患者不应全面忌食海产品，而应根据不同海产品嘌呤含量而定，忌食嘌呤含量高的海产品，适当进食低嘌呤、中嘌呤海产品。

帮助利尿排尿酸的食物

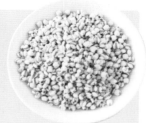

薏米
利尿消肿

薏米所含的植物功能成分具有利尿作用，能促进尿酸的排泄。中医认为，薏米通过祛湿通络、通利关节，能够有效缓解关节活动受限的症状。

降尿酸吃法

1 薏米适合煲汤或熬粥，不适合单独吃。痛风患者可用薏米、山药、百合等煲汤食用，或适当加点补元气的桂圆、补脾养胃的莲子等，有利尿消肿、降尿酸的功效。

2 薏米性偏寒，做饭时，可加点黑米、紫米、糙米等温性杂粮，既养胃，又有利于排尿酸。

薏米煮前要浸泡，连水同煮有营养

薏米较坚韧，难以煮熟，煮之前需洗净用水浸泡2~3小时，泡米用的水同煮，这样可以避免薏米中所含的营养物质流失。

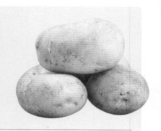

土豆
低嘌呤、高钾，有利于尿酸排泄

土豆低嘌呤、低热量，且富含钾和维生素C，有碱化尿液、利尿的作用，有利于尿酸的排泄，进而降低血液中的尿酸水平。

降尿酸吃法

1 加醋清炒是比较健康的做法；也可用1/3的土豆泥和2/3的面粉混合，做成软饼吃；也可搭配小米等煮粥。

2 土豆生糖指数受烹饪方法的影响很大，连皮整个煮的土豆生糖指数较低，一旦加工成土豆泥或者土豆粉糊，生糖指数就直线上升。血糖偏高的痛风患者要特别注意，烹饪时尽量切大块。

3 土豆含淀粉较多，食用时要适当减少主食量。

土豆片可帮助消除痛风硬结

土豆有消炎解毒、消肿止痛的作用。把土豆洗净后切片，敷于肿痛处，对消除痛风硬结、水肿等都有不错的效果。

冬瓜

降压利尿消肿

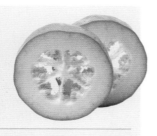

冬瓜有利小便、利湿祛风的功效。所含维生素C有助于降低血液中的尿酸水平，预防关节疼痛。冬瓜本身几乎不含脂肪，热量低，是肥胖人士的不错选择，减肥的同时还可防止尿酸过高。

降尿酸吃法

1 冬瓜皮含有多种营养成分，如维生素 B_1、维生素 B_2、维生素C、钾、钙、铁、锰、锌等，有利尿消肿的作用。痛风患者用冬瓜煮汤时连皮一起煮，利尿效果更明显。

2 烹制冬瓜时，盐要少放、晚放，这样不仅口感好，还可避免钠的摄入过高，对痛风患者产生不利影响。

饭前冬瓜汤，饭后酸水果，可预防痛风

痛风患者适合用冬瓜煮汤或清蒸食用，早、晚餐食用更佳。餐前可喝碗冬瓜汤，餐后半小时吃些水果，且以带酸味的为佳，这样可减轻体重，降低血脂，有利于尿酸排出。

西瓜

利尿消肿

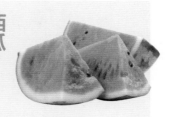

西瓜有利尿作用，可以帮助降尿酸。西瓜基本不含嘌呤，能降血脂、软化血管、保护心血管，非常适宜痛风急性期或痛风伴有高血压患者食用。

降尿酸吃法

1 西瓜皮具有利尿作用，将西瓜皮洗净、切片，再加醋、白糖、盐等调味，凉拌食用，就是非常好的防痛风小菜。

2 西瓜是夏季很好的利尿消暑水果，痛风患者如血糖偏高，西瓜的食用量以每天不超过100克为宜。

肾功能不好的人应少食西瓜

痛风患者如果肾功能不好或者由于并发症引发心力衰竭，则应少食西瓜，以减少心脏和肾脏的负担。另外，脾胃虚寒者、糖尿病患者都不宜多吃西瓜。打开过久的西瓜也不宜吃，以免食用腐败变质的西瓜而导致腹泻。

很老很好的调理痛风验方

玉米须绿茶饮 利尿，促进排尿酸

原料 玉米须 15 克，绿茶 3 克。

制作

1. 玉米须用水冲洗干净，备用。
2. 将玉米须放杯中，冲入适量沸水，加盖稍闷 1 分钟，再加入绿茶晃动杯子，让水浸润绿茶，30 秒钟后即可饮用。

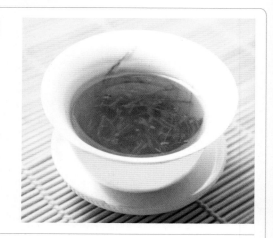

老丝瓜茶 活血通络

原料 当年新收的老丝瓜 3 根。

制作

1. 老丝瓜洗净、切碎。
2. 锅中放适量水，加入丝瓜碎同煮。
3. 煮开之后，小火熬煮 1 小时，然后放入冰箱冷藏即可（可存放 3 天）。

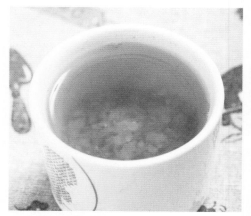

车前子汤 促进尿酸排出

原料 车前子 30 克。

制作 用水煎服即可，代茶饮，每日 1 剂。

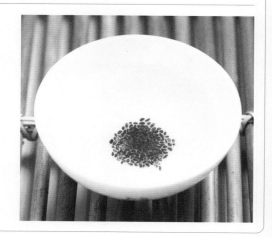

运动篇

处方 2

1 有氧运动每天坚持至少 30分钟，为心血管"减负"

有氧运动有效改善心血管健康

有氧运动是促进身体代谢的主力

　　有氧运动是指以增强人体吸入、输送与使用氧气能力为目的的耐久性运动，在整个运动过程中，人体吸入的氧气与需求大体相等。也就是说，人在运动中需要增加氧气的供给，而在有氧运动的同时，人体自身适度加快心率与呼吸就可以满足这一需求，实现氧气供与需的平衡。有氧运动能增加身体的耗氧量，促进代谢，还有利于降低心血管疾病的发病风险，延缓衰老。

有氧运动强度中等、有节奏，容易坚持

　　有氧运动的特点是运动强度低至中等，有节奏、不中断和持续时间较长。一般来说，其对技巧要求不高，因而方便易行，容易坚持。

　　有氧运动包括快走、跑步、骑自行车、游泳、跳健身舞、做健身操等一些中低强度但能持续较长时间的运动项目。无论是谁，不分年龄和性别，有氧运动都对促进身体健康、增强体质、预防慢性疾病具有重要作用。

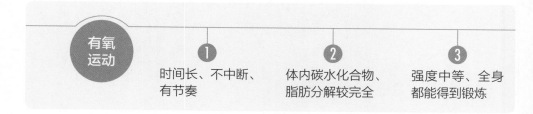

有氧运动 — ❶ 时间长、不中断、有节奏　❷ 体内碳水化合物、脂肪分解较完全　❸ 强度中等、全身都能得到锻炼

有氧运动对心脑血管的益处

1 改善 心脏功能

氧气吸入肺部以后，要经由血液输送到全身。而血液循环需要依靠心脏挤压。有氧运动的特点是使心肌变得强壮，心脏跳得更有力，每次跳动能挤压出更多血液，同时改善心脏自身的血液供应。

医学研究还证明，有氧运动能提高血液中好胆固醇的比例，从而减少发生冠心病和动脉粥样硬化的可能性。

2 控制 高血压

有研究表明，每天 30 分钟有氧运动坚持 1 个月，可使高血压患者收缩压和舒张压分别下降 11 毫米汞柱和 6 毫米汞柱。

高血压常常和肥胖、糖尿病和血脂异常等相伴出现。坚持有氧运动不仅有益于控制血压，还有利于减肥、降血脂（尤其是降甘油三酯）和控制血糖，全面改善健康状况。

各项指标的综合控制又促进血压下降，使人体步入良性循环。

3 减少 体内脂肪

有氧运动加上适当的饮食控制（管好嘴，迈开腿），能有效地减少体内多余脂肪，同时增加人体肌肉含量，使身体更加强壮。

研究表明，如果坚持每天 2 次快步行走（步频 > 100 步/分钟），每次 20 分钟，一年可消耗 12 千克脂肪。

4 增强 肺功能

有氧运动可使呼吸加深加快，从而提高肺活量，并提高肺吸入氧气的能力。

5 增强骨骼密度 防止骨质疏松

随着年龄的增长，人体骨骼中的钙渐渐减少，骨头变得松脆易折，这就是老年人常发生骨折的原因。有氧运动，尤其是走、跑和健身操练习，能够有效防止钙丢失与骨骼强度降低。

6 改善心理状态 缓解压力

预防心血管疾病，不但要关注血压、血脂、血糖和腰围，还要重视心理健康。有氧运动有助于缓解压力，克服紧张情绪，还能提高机体免疫力，降低心血管疾病和其他慢性病的发病率。

7 有效 抵抗衰老

大量研究证明，1 小时有氧运动能使人延缓衰老 2.5 小时。

8 促进大脑发育、改善记忆

有氧运动可提高大脑的供血量，不仅能延缓脑细胞的衰老，而且可以提高神经的反应速度。

体育运动能促进大脑发育，锻炼时大脑会释放内啡肽。内啡肽使人产生愉悦的感觉，对促进大脑功能、改善记忆力有良好作用。

有氧运动怎么做

有氧运动必须符合三个标准

第一，全面、大肌肉群的活动，并使锻炼者的心率达到"有效心率范围"，持续 20 分钟以上。

第二，简单易行，能使锻炼者有兴趣坚持较长一段时间的运动项目。

第三，受条件限制较少，能在大多数场合和气候条件下进行。

有氧运动的全过程

1 准备活动

准备活动有两个目的：一是活动各个关节与肌群，提高其温度，增加其弹性以适应将要进行的运动；二是逐渐提高心率，让心血管系统做好运动的准备，以便安全地进行锻炼。准备活动通常需要 5~10 分钟。忽视这一环节可能造成肌肉酸痛、关节韧带损伤等不良后果，甚至发生因为突然进入大强度运动而引起的头晕、恶心等不适。

2 进行有氧运动

健心操
（具体方法见 94~96 页）。
登山
（具体方法见 97 页）。
骑自行车
（具体方法见 98 页）。
降压操
（具体方法见 101 页）。
跳绳
（具体方法见 102 页）。
游泳
（具体方法见 103 页）。

3 放松整理

经过 20~30 分钟耐力锻炼之后，若突然停止运动，或坐或躺都十分危险。因为肌肉突然停止运动会妨碍血液回流到心脏，从而造成大脑缺血，人会感到头晕甚至失去知觉。正确做法是放慢速度，继续运动 3~5 分钟，同时做些上肢活动，让心率慢慢降下来。

4 肌力练习

肌力练习主要是针对一些在耐力活动中没有得到充分锻炼的肌群，如上肢和腰腹。锻炼者可做徒手俯卧撑、引体向上等。

5 放松柔韧性练习

最后再进行几分钟放松性、柔韧性练习，整个锻炼就可以结束了。比较安全有效的柔韧性练习方式是坐在地上或躺在垫子上进行静力伸展活动，保持某一部分肌肉韧带在被牵拉的状态下静止 30~60 秒。这样比反复震颤的动作好。

有氧运动，快走为先

锻炼身体并不意味着一定要去健身房或购买特殊的运动设备。快走是一项常见的运动，除了一双舒适的鞋之外，不需要任何特殊装备。快走的场所可以选择人行道、公园，甚至是商场。

快走是最安全的有氧运动项目

快走也称"耐力行走"或者"竞争性行走"，是比较安全的有氧运动项目，特别适合老年人。快走可使人们获得理想的耐力，又不会刺激身体产生过多自由基，也没有损伤骨骼和肌肉的风险。

快走的步骤和注意事项

热身：先轻松地走上5~15分钟。与其他运动一样，快走也要从慢速开始，在几分钟之内逐步加快，以帮助心脏和肌肉做好准备。

大踏步前进：在走路的同时充分摆臂。锻炼者可能会有点上气不接下气，一旦说不出话来，请放慢速度！

放松：结束之前逐渐回到开始时的速度，持续5分钟。结束后做一些温和的伸展运动。

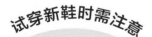
试穿新鞋时需注意

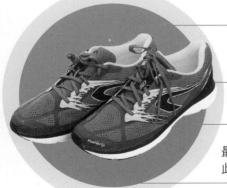

两只脚都穿上袜子，同时试穿。

试穿新鞋20分钟后脱下，检查双脚是否出现不适。

试穿新鞋时，动作要慢一点。

最好在下午买鞋。下午脚会有轻微浮肿，此时试穿合适，能保证一天都穿着舒适。

快走的动作要求

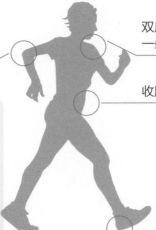

双臂肘部弯曲约 90 度，随步子的节奏，前后摆动。速度加快后，摆动幅度随之增大。

双肩放松，肩与臀保持在同一条与地面垂直的直线上。

收腹。

快走 10 分钟（步频 >100 步/分钟）可以消耗 60 千卡的热量。

60 千卡相当于 1 个奶香面包、10 克花生米，或 3 颗奶糖。	其他消耗 60 千卡热量的运动：7 分钟健身操、7 分钟跳绳、6 分钟网球。

落脚时，后脚跟先落地，然后全脚落地。

医生不说你不懂

快走注意这两点

1. 把脉

运动中必须达到"有效心率范围"，走慢了不管用。通过脉搏能获知活动强度，非常方便。

具体到快走这项运动，20 岁的人走时脉搏应为 120~140 次 / 分，30 岁的人为 115~130 次 / 分，40 岁的人为 110~125 次 / 分，50 岁的人为 100~120 次 / 分，60 岁的人为 95~110 次 / 分。

2. 带瓶水锻炼

现在主张运动时想喝水就喝。理由是想喝水就表明人体需要水，当身体水分不足时，坚持运动易感疲劳。此外，水分不足，血液黏度会增加，甚至可能出现脑血管堵塞的严重后果。人若失去相当于体重 10% 的水分，就有生命危险。实际上，失去 5% 的水分就已经面临很大危险了。

但是，喝水还是应有节制。刚走完时，可以喝少量水补充由于出汗失去的一部分水分，另一部分应在 1~2 小时后再补充。不要一下子摄入大量水分，否则容易感到疲劳，增加肠胃负担。

能不能运动，怎么运动，要看自身条件

运动前做好体检

有氧运动必须达到一定的"质"与"量"，且要看身体是否能承受。安全有效是有氧运动的原则。

实施运动计划前做一次全面体检，这对 40 岁以上的人尤为重要。不要漏查运动心电图，即在骑脚踏车或活动平板上行走时进行的心电图监测与记录，如果查出心肌缺血，一定要在医生指导下运动。

所有慢性病患者和有冠心病危险因素的人都应该先体检，并在医生指导下运动锻炼。运动中一旦出现身体不适，要及时暂停，并找医生查明原因。

如何规避运动中可能存在的风险

下面我们以高血压为例，看看如何规避运动中可能存在的风险。

正方观点： 充分合理的有氧运动对于轻度高血压患者的降压效果良好，甚至优于某些降压药。

运动对高血压患者有益还是有害

反方观点： 中年男性与运动相关的猝死中 80% 由于心脏缺血导致，其中有血压记录的，1/3 出现血压升高。高血压患者运动，导致心脏缺血，以致猝死的危险可能增加。

那么，怎样在充分发挥运动对控制血压的有益作用的同时，避免运动中可能存在的风险？

1 运动前应做静息时的常规心电图。

2 平时静坐过多，尤其是有其他冠心病危险因素的人应做运动试验。

3 超声心动图有助于检查心肌缺血患者有无严重左心室肥厚，若有，运动量要小。

大多数高血压患者为中老年人，除了坚持有氧运动，还需要改变不良的生活方式。

因此，心血管疾病患者要在医生的指导下对运动情况进行监测，积极参加医院组织的集体锻炼，这样更容易坚持。服用降压药的患者参加运动时应注意，短期使用利尿剂会降低患者的运动能力，β 受体阻滞剂使患者运动时的心率不易达到预期水平。

2 改善冠状动脉硬化的运动

每天做健心操，增加冠状动脉血流量

站立操

准备动作

自然站立，双脚分开与肩同宽，双臂自然下垂，目光平视，精神放松，下颌略内收，脚趾如钩，做紧抓地面状；排除杂念，意守丹田。

动作要领

吸气时，腹部隆起，收紧肛门；呼气时，腹部凹陷，放松肛门。一吸一呼为一拍，连续呼吸2~4个八拍（即16~32次）。保持自然呼吸，用鼻呼吸或鼻吸口呼均可。

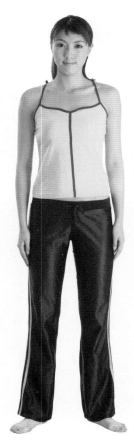

原地踏步操

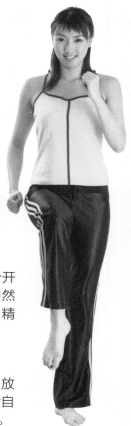

准备动作

自然站立，双脚分开与肩同宽，双臂自然下垂，目光平视，精神放松。

动作要领

原地踏步，双臂放松，随着踏步前后自然摆动，踏60步。

轮流耸肩操

准备动作

自然站立，双脚分开与肩同宽，双臂自然下垂，目光平视，精神放松。

动作要领

先左后右，轮流耸动双肩。动作要放松、协调，左右各做 8 次。

上下摆臂运动操

准备动作

自然站立，两脚分开与肩同宽。两臂侧平举，意守丹田。

动作要领

1. 先呼气，一臂慢慢下降，另一臂同时慢慢抬高，两臂始终保持成"一"字形，头顶至尾骨尽量保持正直位置。
2. 恢复到准备动作，同时自然吸气。反复进行，一呼一吸为一拍。共做 4 个八拍。

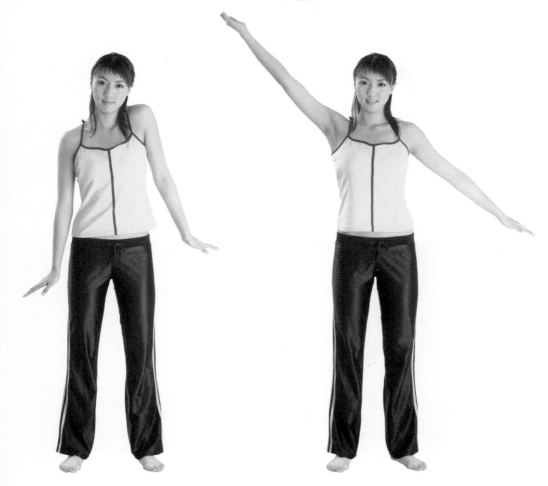

摇船操

准备动作

自然站立，双脚分开与肩同宽，双臂自然下垂，精神放松，自然呼吸。

动作要领

1. 左脚向前跨出一步成弓步，左膝微屈，右腿伸直；双臂屈肘，手心向下，半握拳。
2. 身体向前倾弯腰，双手向前下方推出，同时呼气，然后左膝伸直，右腿弯曲，上身挺直向后稍仰，双臂尽量拉向后方，同时吸气。好像摇船的动作，前推时呼气，后拉时吸气，重复10次。

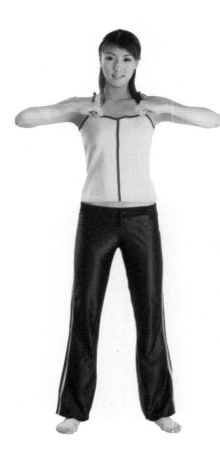

伸臂操

准备动作

身体自然站立，双眼平视，双脚分开与肩同宽，双肘弯曲，双手握拳（大拇指外包）置两胸前，拳心斜向下。

动作要领

1. 呼气时，双臂往前上方伸出，同时两手放开，指、腕、肩等关节放松。
2. 吸气时，双臂收回，恢复到准备动作。一呼一吸，反复进行，做30次。

登山，加快心排出量

　　登山是一项延年益寿的运动，可以称得上是"心血管体操"。它可以增加心排出量，改善各器官功能，还能预防骨质疏松。登山被认为是户外活动中降脂减肥的好选择。

　　登山最好选择坡不太陡的沙土地山体，混合土或太硬的石面路会对膝关节有一定伤害。登山运动以每周 2~3 次为宜，登山时间最好选在下午。老年人登山时最好拄一根拐杖，身体注意前倾，以适应向上攀登和前进的需要。要尽量选择较平坦的道路，防止摔倒或崴脚。

登山的正确姿势

1. 头、腰、脚保持一条线。头、腰、脚保持在一条重力线，且把这条线当作身体的轴心来走。
2. 步伐要小。登山的步伐不宜过大，这样可以保持身体平衡，减轻腿部的疲劳。

登山运动量适宜的表现

1. 心率为最大心率（220 - 年龄）的60%~70%。
2. 登山过程中要出汗，但不是大汗淋漓。运动后有适度的疲劳感即可。

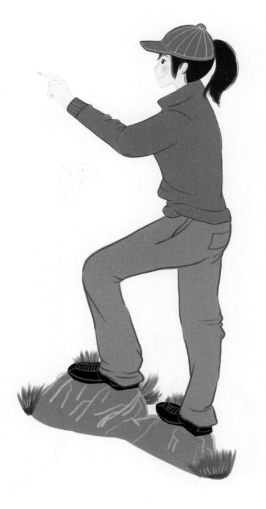

> 注意事项
>
> - 登山时速度不宜快，以小步幅与中步幅上行。
> - 老年人登山需要量力而行，避免超负荷运动，且要有人陪同。同时，带上必要的药品。
> - 山的坡度要平缓，山高以 500 米以内为宜。

骑自行车，增强心肺功能

骑自行车有益于提高人们的心肺功能和消化功能，还能促进血液循环和新陈代谢。

有氧骑车法：以中速骑车，一般要连续骑 30 分钟左右，配合深呼吸，可有效促进脂肪的燃烧，预防血脂升高效果比较好。

骑自行车的正确姿势

1. 上身要稍前倾。
2. 手臂伸直，握紧车把。

> **注意事项**
>
> - 以自行车为锻炼方式者，车速不宜太快，还应注意遵守交通规则，以免发生交通事故。
> - 骑自行车锻炼前，最好将车座的高度和车把的弯度调好。骑行中要保持身体稍向前倾，不要用力握车把。车座太高，骑车时臀部必然左右错动，容易造成身体的损伤；车座前部上翘，更容易损伤下体。
> - 骑车锻炼时应当选择空气环境较好的公园、郊区等，不要选择市区马路作为锻炼地点。因为被动吸入的有害气体会随着心肺功能的加强而快速传遍全身。短期内使人感到不舒服、干咳；时间长了人会头疼、浑身无力；长年累月在马路上骑车锻炼，被动吸入的废气还可能引发严重的肺部疾病。

3

增强血管
弹性的运动

慢跑有效增强血管弹性

慢跑的基本姿势

1. 头部保持正直，目光看向正前方。
2. 足中和脚跟先着地，落地要轻。
3. 呼吸规律均衡，呼吸频率可以选择两步一吸，两步一呼，或者三步一呼吸。
4. 双手微握拳，手臂保持放松，自然弯曲在腰线以上，两个手臂前后交替摆动。

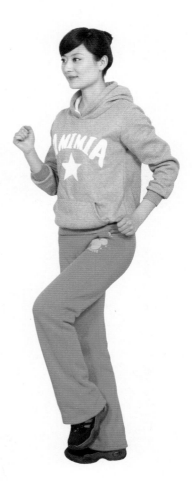

📎 **注意事项**

- 慢跑时要选择平坦的路面。慢跑的速度通常为100~120米/分，可根据自己的身体状况，酌情加快或放慢。
- 不要穿皮鞋或塑料底鞋，在水泥路面慢跑时最好穿厚底胶鞋。
- 如果慢跑后出现食欲缺乏、疲乏倦怠、头晕心慌等情况，必须进行调整，必要时咨询医生。
- 跑的速度不宜太快。慢跑时以不觉得难受，不喘粗气，不面红耳赤，能边跑边说话为宜。60岁及以上的老年人，要保证在慢跑后，心率不超过110次/分。
- 有心、脑、肾等重要器官器质性病变的人，决定慢跑前要咨询医生，慢跑时要特别注意。

睡前、起床做牵拉，减轻压力

增强肌肉及关节柔韧性的一种方式就是坚持每天牵拉。每天早晨略微牵拉一下可以缓解肌肉的紧张，睡前适当牵拉能促进睡眠。做做牵拉活动，可以使情绪稳定，促进血液循环，平稳血压。

腿部牵拉

仰卧，双下肢弯曲，脚着床，抬起一条腿。用双手抓住小腿，继续抬高下肢，尽量拉直、松开，再拉直、再松开。然后换另一条腿重复此动作。

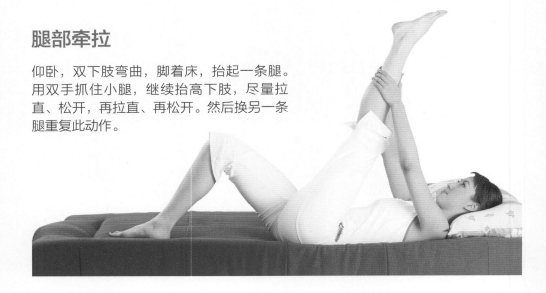

背部下端牵拉

仰卧，抱双膝于胸前，用上肢紧抱膝部。在将膝关节抱向胸部时，用力将背部下端紧贴床面。松开上肢，放下双腿。

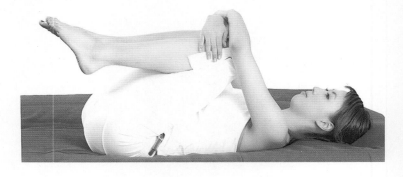

降压操能扩张血管，增强血管弹性

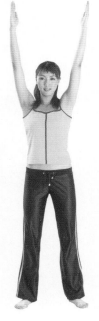

同步甩手

全身放松，自然站立，两脚分开与肩同宽，双手举起，举至头顶两侧，然后同步向上和向下甩手，重复做50~100次。

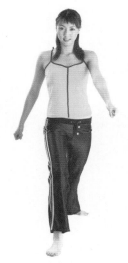

左右甩手

双脚弓步站立，双手握拳，分别向与肩膀呈45度的方向用力甩手，左右交替进行，重复做50~100次。

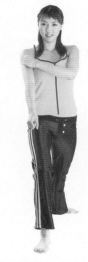

捶打上臂

双脚弓步站立，双手交替互打左右上臂：右手打左手手臂，左手打右手手臂。重复做50~100次。

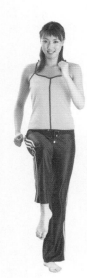

高抬腿握拳

做高抬腿动作的同时双手握拳，交替上下挥动，重复做50~100次。

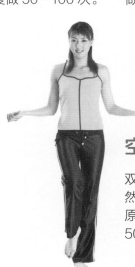

空跳绳

双手呈握绳的姿势，然后模仿跳绳的动作原地跳跃，重复做50~100次。

减脂增肌的运动

跳绳，降脂增肌双管齐下

跳绳是一项有氧运动，跳绳 10 分钟就能消耗掉 150 千卡左右的热量，连续性跳绳能帮助消耗体内脂肪。所以，跳绳对减肥、降血脂也有益。

跳绳的基本姿势

1. 双手自然握绳。
2. 双臂自然屈曲。将绳置于体后，两手腕、手臂协调一致用力，将绳向上、向前抡起，当绳抡至头以上位置时，两手臂不停顿继续向下、向后抡绳，使绳绕身体周而复始地抡动。
3. 前脚掌起跳和落地。跃起时，不要极度弯曲身体，要保持自然弯曲的姿势，自然、有节奏地呼吸。

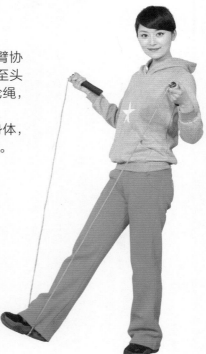

注意事项

- 跳绳时要用前脚掌起跳和落地，不要用全脚或脚跟落地，以免脑部受到过大震动。
- 尽量选择软硬适中的草坪、木质地板和泥土地跳绳，不要在水泥地上跳绳。
- 跳绳前要做活动手腕、肩臂、脚踝等准备工作。
- 慢性支气管炎、骨质疏松、过度肥胖、冠心病、心功能不全、中度以上高血压、动脉硬化的人不适合跳绳。

游泳，全身性运动全面促进减脂

游泳是一项全身运动，几乎所有的肌肉群和内脏器官都要参与其中，能增强各器官和系统的功能，使身体得到全面锻炼，提高胰岛素作用。

游泳的正确姿势

1. 头部保持稳定，不能左右摆动。
2. 身体保持水平姿势。
3. 移臂过程中手臂旋转，手臂入水时小拇指先入水，腿打水 6 次，呼吸 1 次。
4. 腿向上打水要快而有力，脚略内旋、绷直，向下打水时腿和脚自然放松。

注意事项

- 双脚出现皮肤损伤、溃烂的糖尿病患者不宜游泳，以免引发感染。
- 游泳的时间最好选在餐后半小时或 1 小时，空腹及睡前不宜游泳。空腹游泳容易导致低血糖。饭后立即游泳，容易出现呕吐、胃痉挛或腹痛不适感。
- 入水前要做好准备活动，可以做各种拉伸肌肉和韧带的动作，以免游泳过程中出现抽筋或肌肉拉伤。
- 游泳后应立即擦干皮肤表面的水，穿好衣服，以免着凉。同时要简单活动四肢，以消除疲劳。
- 短距离快速游能更大限度地消耗热量。
- 每次游泳的时间应控制在 40 分钟以内，为了不极度透支体力，最好隔一天游一次。

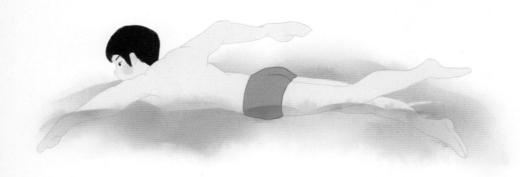

踢毽子锻炼关节、韧带、肌肉

　　血糖偏高者不适合较长时间的运动，而踢毽子运动量不大，却能使全身得到锻炼，不仅能锻炼下肢的关节、肌肉、韧带，还能充分活动腰部。

踢毽子的正确姿势

1. 背部稍微弯曲，眼睛看着毽子。
2. 手臂上摆，在踢毽子时身体要保持松弛。
3. 脚抬起，用脚的内侧去踢毽子。
4. 向内、向上摆动小腿，用踝关节内侧踢毽子，等毽子落到膝盖以下位置时，抬脚再次踢起。

注意事项

- 中老年人在踢毽子之前一定要将身体活动开，以免在运动过程中出现拉伤。
- 在踢毽子时，除腿部以外的其他部位要放松，不能过于僵直死板。

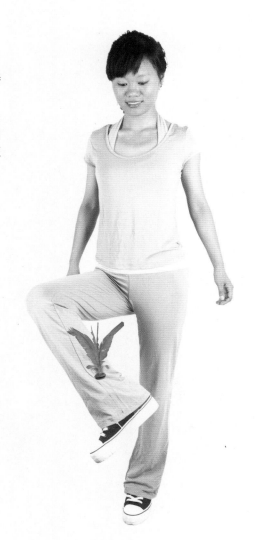

打乒乓球，减肥控糖

乒乓球运动强度适中，在运动中能够消耗体内多余的脂肪，具有减肥、调控血糖的效果，非常适宜肥胖的糖尿病患者。打乒乓球能够改善糖尿病患者的神经系统和内分泌系统功能，从而促进胰岛素对糖代谢的调节作用，能够帮助患者将血糖维持在较正常的水平。

打乒乓球的正确姿势

1. 背部要保持弯曲。
2. 手臂要保持弯曲。
3. 腿要保持弯曲。

注意事项

- 由于乒乓球运动需要双人配合，运动强度不能完全由自己支配，因此，为了保证合适的运动量，选择对手时一定要慎重。
- 打球时要尽力而为，接球时不能勉强，以免肌肉拉伤和摔倒。运动前稍稍热身，一开始发球接球以轻缓为主。
- 乒乓球是一种竞技性运动，在打乒乓球时切勿争强好胜，保持一颗平常心，才能够收到良好的控糖功效。

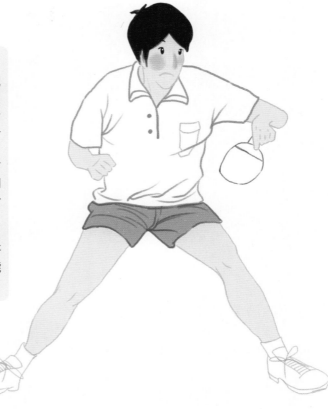

健肌运动，改善脂质代谢

背肌操

1. 俯卧位，上肢前伸，手掌心着地，下肢后伸，脚尖绷直，保持身体挺直。

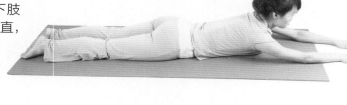

2. 右上肢、左下肢同时挺直抬起，持续数秒钟恢复原位。之后左上肢、右下肢同时挺直抬起，持续数秒钟恢复原位。

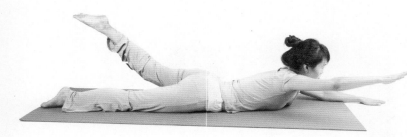

3. 两上肢同时挺直抬起，持续数秒恢复原位。

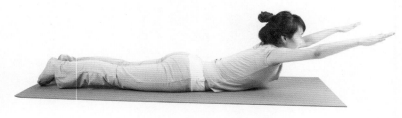

4. 四肢同时抬起，持续数秒恢复原位。

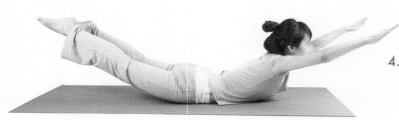

腹肌操

1. 仰卧位，屈肘于胸前，
   双手互抱上臂。

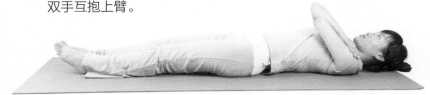

2. 双腿伸直，双脚
   抬高约10厘米，
   持续数秒钟。

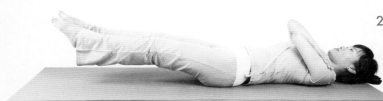

3. 双膝半弯曲，
   双脚抬高持
   续数秒钟。

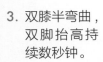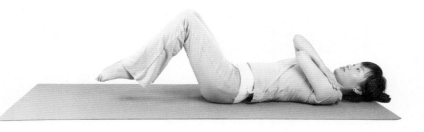

4. 双腿向斜上方伸直，
   坚持数秒钟。

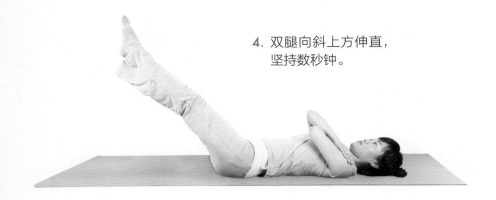

有氧瑜伽，高效燃脂、助力增肌

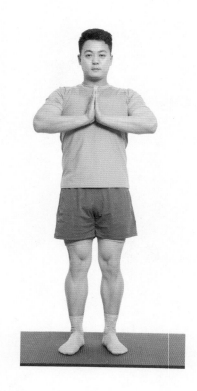

1. 站到垫子的一端，双手合十于胸前，保持小臂与地面平行，腰背直立，感觉呼吸通畅平稳。

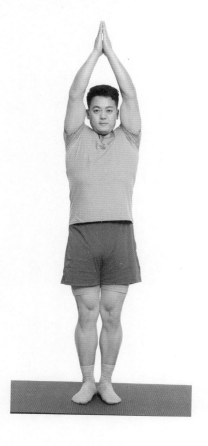

2. 吸气，手臂向上延伸，感觉大臂紧贴耳后，将下颌微微抬起，呼气，顶出胯部，上身及头部向后仰，保持一次呼吸。吸气，抬头，带动身体回正。

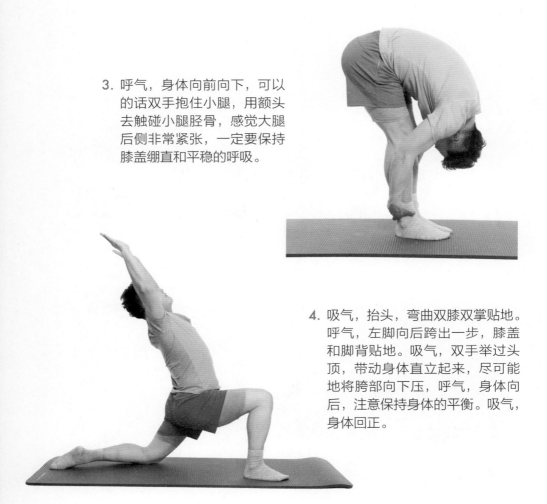

3. 呼气，身体向前向下，可以的话双手抱住小腿，用额头去触碰小腿胫骨，感觉大腿后侧非常紧张，一定要保持膝盖绷直和平稳的呼吸。

4. 吸气，抬头，弯曲双膝双掌贴地。呼气，左脚向后跨出一步，膝盖和脚背贴地。吸气，双手举过头顶，带动身体直立起来，尽可能地将胯部向下压，呼气，身体向后，注意保持身体的平衡。吸气，身体回正。

5. 呼气，双手放回到脚的两侧，吸气，右脚一步向后跨出与左脚并拢，踮起脚尖，将臀部向上抬高，呼气，双肩下沉，尽量用额头去触碰地板。保持平稳的呼吸，放松颈部。

6. 吸气，放低臀部，让身体成平板状，双肘弯曲支撑躯干，双手置于肩关节前，不要耸肩，呼气，眼睛看向双手。

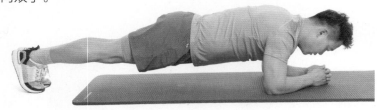

7. 吸气，抬头。呼气，弯曲双膝跪坐，双腿的膝盖和脚背贴地，上身自然地向前向下，额头尽量向地面方向贴，双手向前，掌心贴地，放松全身，保持平稳的腹式呼吸。

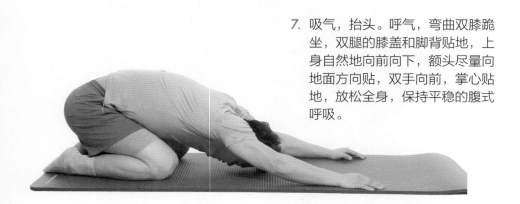

8. 吸气，先用头部的力量带动上身向上，再伸直手臂。呼气，将上身压下，低头。注意双脚并拢，收紧臀部，不要耸肩。

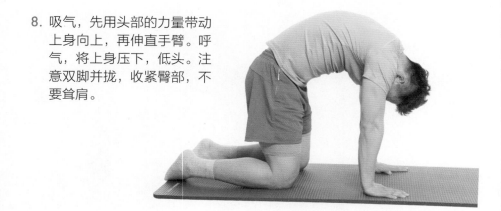

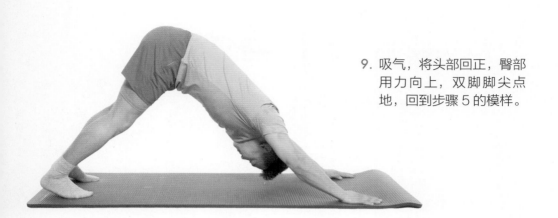

9. 吸气，将头部回正，臀部用力向上，双脚脚尖点地，回到步骤 5 的模样。

10. 吸气，双手逐渐向双脚靠拢，呼气，双手扶住脚后跟，用上身去贴近大腿面（保持 3 次呼吸）。

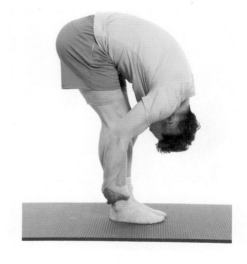

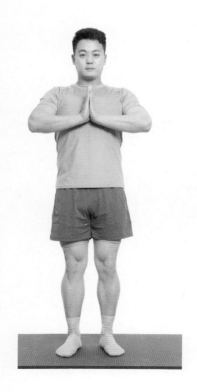

11.吸气，抬头，向前延伸双臂，再用手臂带动身体回正，呼气，上身及头部向后（保持 1 次呼吸），吸气，抬头，将身体回正，呼气，弯曲双臂双手回落胸前，调整气息。

111

鳄鱼式瑜伽，击退腹部赘肉

鳄鱼式瑜伽能增强身体的新陈代谢，打造不易堆积脂肪的体质。

鳄鱼式瑜伽的基本姿势

1. 仰卧，将膝盖竖起。伸
   开手臂，将手掌展开扣
   地，向脚的方向拉伸。
   呼吸法： 用嘴呼气至腹
   部瘪下去。

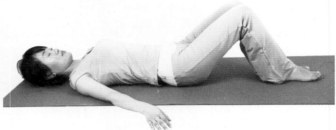

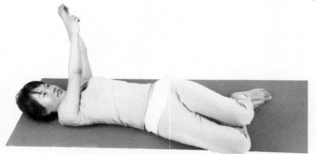

2. 将大拇指握在手心握
   拳，慢慢举起。同时
   蜷起双膝，抬起脚跟。
   呼吸法： 用鼻子慢慢
   吸气，腹部鼓起。

3. 将手臂向左右任意一侧放
   倒，膝盖向相反方向倒下。
   此时，胳膊和膝盖都不要
   触及地面，保持这一姿势。
   呼吸法： 边呼气边将膝盖
   放倒，之后做10次自然
   呼吸。

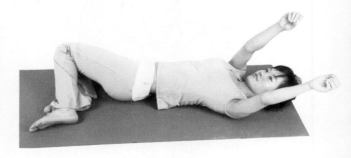

4. 边吸气边将手臂和膝盖恢复到步骤2的
   动作，呼吸2次，然后按照步骤3的动
   作要领反方向做一遍。放松姿势后，将
   做起来比较僵硬的一侧再做一遍。

放松动作
呼气时，身体逐渐放松。
双脚放松分开，与肩同宽。
轻轻闭上眼睛。

戒烟篇

处方3

吸烟是明确的心血管疾病危险因素

烟草是如何害人的

烟草对心血管的毒害

在烟草燃烧的烟雾中，人们吸入尼古丁、一氧化碳、烟碱和其他毒性物质，不但会使罹患呼吸系统疾病的危险增加，还可导致癌症（尤其是肺癌），也显著增加心血管疾病的患病风险，最终可能导致心肌梗死、心源性猝死。远离烟草，能降低心脑血管疾病发生的概率。

吸烟的其他危害

吸烟会带来许多不良影响，如导致慢性阻塞性肺疾病、肺癌和其他癌症等。每年约 600 万人死于烟草。

世界上大约有 10 亿吸烟者，烟草的使用在世界各地都有所增加。因此，戒烟行动势在必行。

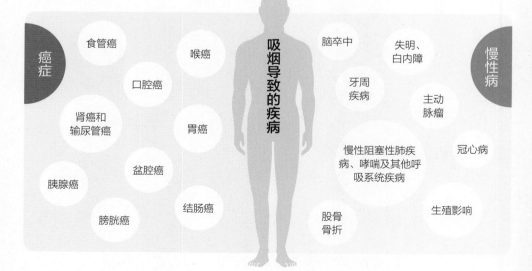

癌症：食管癌　喉癌　口腔癌　肾癌和输尿管癌　胃癌　盆腔癌　胰腺癌　结肠癌　膀胱癌

吸烟导致的疾病

慢性病：脑卒中　失明、白内障　牙周疾病　主动脉瘤　慢性阻塞性肺疾病、哮喘及其他呼吸系统疾病　冠心病　股骨骨折　生殖影响

戒烟，你将挽回 10 年生命

很多人认为自己吸烟已经很久了，再戒烟也不会有太多益处。英国做过一项为期 40 年、超过万人的跟踪随访研究。这个研究用事实说明，如果大家在 60 岁、50 岁、40 岁或 30 岁时戒烟，分别可赢得 3 年、6 年、9 年或 10 年的预期寿命。戒烟后人们的身体发生的变化见下图。

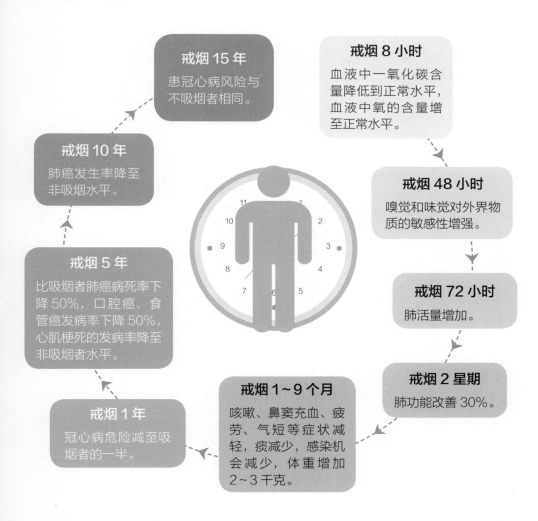

请相信，戒烟只有好处，没有坏处。早戒早获益，晚戒晚获益。只要戒烟，任何时候都不晚！

2 这些方法能让你
成功戒烟

戒烟的 8 个小窍门

戒烟的方法多种多样，在枯燥的戒烟过程中，适时运用一些小窍门，可能对戒烟有所帮助。

窍门 1	在随身携带的小镜子上贴上自己肤色暗淡、牙齿发黄的照片。看到它，也许会使想要抽烟的手有所退缩
窍门 2	把准备买烟的钱放在一个储钱罐内，一天、一个月、一年后，用这些钱奖励一下自己，买些向往已久却一直舍不得买的物品或换种生活方式享受生活，等等
窍门 3	找些东西（除了食物）占着手。闲暇时尝试做一些事情转移注意力，比如做手工艺品、家居修理、园艺，甚至填字游戏等
窍门 4	抛弃消极的想法。憧憬一下没有烟草的美好生活，注意力不要放在戒烟有多么困难这种想法上
窍门 5	将所有烟蒂收集在一个透明的大玻璃瓶中，每天看看有助于培养对吸烟的厌恶感
窍门 6	不要携带烟草及其匹配物，将它们放到不易取到的地方。丢掉所有烟草、打火机等吸烟用具。在家和办公室创造一个无烟环境
窍门 7	选择无烟环境。享受户外活动或者去禁止吸烟的场所，例如图书馆、博物馆、电影院、商店等
窍门 8	去看牙医，去除吸烟留下的牙斑，让牙齿保持洁白

戒烟 4 个 "D"

戒烟中最重要的 4 种技巧。

深呼吸（Deep breathe）一有吸烟的念头，就做做深呼吸：用鼻子深深地吸气，数到 5，用嘴慢慢将气吐出。

喝水（Drink water）在戒烟的过程中要多喝水，以促进体内尼古丁排出体外。

做事情（Do something）让手和嘴忙起来，将注意力集中在其他有趣的事情上。

延迟（Delay）渴望吸烟的急迫感只持续 3~5 分钟，最多 10 分钟，错过这段时间就好了。

戒烟，药物辅助更有效

戒烟初期如出现不适感，可到戒烟门诊咨询，在医生的建议下应用戒烟药物。在戒烟最初阶段应用一些尼古丁替代品或者尼古丁受体拮抗剂，可不同程度地减轻人们吸烟的愿望和改善戒断症状（如烟瘾发作时的无所适从、心烦意乱），有助戒烟成功。需要说明一点，戒烟药不是万能药，使用效果因人而异。戒烟成功与否的决定因素还是人的决心和毅力。

现在世界上公认有效的戒烟药物有三类。

第一类：尼古丁替代品

尼古丁替代治疗的目的是替代烟草中的部分尼古丁成分，减轻戒断症状。区别于尼古丁经肺直接进入动脉和大脑，尼古丁替代品中的尼古丁从静脉进入血液系统，不易成瘾。治疗时的尼古丁替代品用量也远远低于人们吸烟时的获取量，对人体危害小。常用的尼古丁替代品有尼古丁咀嚼胶、尼古丁贴片、尼古丁吸入剂和尼古丁喷雾剂。尼古丁替代治疗已经面市 20 多年，其安全性和有效性已得到验证。

应用尼古丁替代治疗药物的同时必须完全戒断烟草，否则身体承受的危害会更重。尼古丁替代治疗有禁忌证，孕妇、儿童、疾病终末期、心肌梗死急性期、脑卒中急性期、急性心力衰竭发作期、重度抑郁症和医生不建议使用的人群都不能应用尼古丁替代治疗。

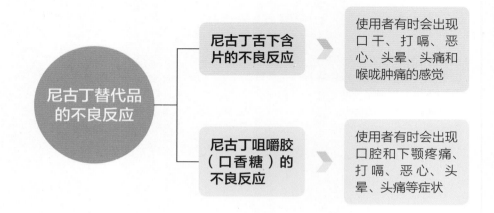

尼古丁依赖性评分表（请在相应的方框内打 ×）

评估内容	分数			
早晨醒来后多长时间吸第一支烟	≤ 5 分钟 □ 3	6~30 分钟 □ 2	31~60 分钟 □ 1	>60 分钟 □ 0
是否在许多禁烟场所很难控制吸烟的需求	是 □ 1	否 □ 0		
认为哪一支烟最不愿意放弃	早晨第一支 □ 1	其他时间 □ 0		
每天抽多少支烟	>30 支 □ 3	21~30 支 □ 2	11~20 支 □ 1	≤10 支 □ 0
早晨醒来后第 1 小时是否比其他时间吸烟多	是 □ 1	否 □ 0		
卧病在床时是否仍吸烟	是 □ 1	否 □ 0		

注：该表为临床上使用较多的评估烟草依赖程度的方法，总分最高为 10 分。分值越高，烟草依赖程度越高：0~3 分，为轻度烟草依赖；4~6 分，为中度烟草依赖；≥7 分，为重度烟草依赖。

第二类：安非他酮

安非他酮是一种具有多巴胺能和去甲肾上腺素能的抗抑郁药。1997 年开始用于戒烟，适用于戒烟合并抑郁症的患者。安非他酮是口服药，至少在戒烟前 1 周开始服用，疗程为 7～12 周。安非他酮与尼古丁替代治疗联合应用可增强戒烟效果。

不良反应： 使用者会出现口干、易激动、失眠、头痛和眩晕等症状。

癫痫患者、厌食症或应用单胺氧化酶抑制剂者禁用安非他酮，饮食紊乱者慎用安非他酮。

第三类：伐尼克兰

伐尼克兰是作用于 $\alpha_4\beta_2$ 尼古丁－乙酰胆碱受体的部分激动剂，对该受体同时具有激动和拮抗的作用。激动特性可以减轻吸烟者对吸烟的渴望和戒断症状，拮抗特性可以减少吸烟时的满足感，有助于戒烟成功。国内外临床试验表明，伐尼克兰治疗烟草依赖不亚于尼古丁替代治疗和安非他酮。

伐尼克兰有 0.5 毫克和 1 毫克两种剂型，在戒烟日之前 1～2 周开始使用，疗程 12 周，结束后也可以再治疗 12 周，同时考虑减量。

不良反应： 使用者会出现失眠、恶心、胃肠胀气、便秘等症状。

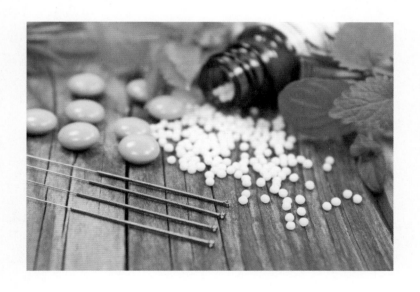

非常好用的戒烟验方

戒烟汤

方 1

鱼腥草 30 克，地龙、远志各 15 克，藿香、薄荷、甘草各 10 克，人参 5 克。水煎服，每日 1 剂，分 4~5 次服用。可以消除戒烟产生的各种身体不适、情绪烦躁。

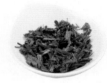 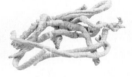

方 2

炙紫菀、炙款冬花各 15 克，补骨脂、清半夏、枇杷叶、前胡、茯苓、橘红、桔梗各 12 克，川贝 10 克，干姜 9 克，肉桂 6 克，细辛 3 克。水煎服，每日 1 剂。一般服药 6~9 剂，有助于 10 年以上烟龄或烟瘾较大者将烟戒掉。

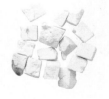 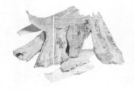

戒烟茶

方 1

鱼腥草 250 克，水煎当茶饮，每日早晚各煎 1 剂服用。

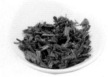

方 2

绿茶、薄荷、藿香、甘草各等份，白糖少许，水煎当茶饮服。每日 3~4 次，连用 2~3 天。

注：本书中涉及中药的戒烟验方仅供参考，使用前需咨询医生。

戒烟糖

方1

藿香60克，薄荷、甘草各30克，研成粉末状，调入白糖15克，混匀备用，有烟瘾时吃15克即可。

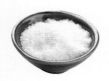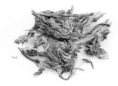

方2

藿香60克，鱼腥草50克，地龙、远志各45克，薄荷、甘草各30克，人参15克，加水足量，将其倒入锅内，煮3次（凉凉再煮），每次20分钟，然后用小火熬，当原液出现浓稠状态时，加入白糖200克、口服葡萄糖粉50克，继续熬到丝状不粘手时，停火，趁热倒入表面涂有食用油的大搪瓷盘中，稍冷将糖分割成若干小块，经常含服。这种戒烟糖具有补气扶正、醒脑提神、解毒祛痰的功效，不仅能辅助戒烟，而且可改善吸烟引起的咳嗽、多痰、口干舌燥等症状。

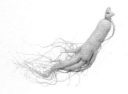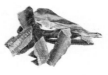

注：加糖的戒烟验方不适合糖尿病患者。糖尿病患者制作时，可将白糖改为代糖。

医生不说你不懂

艾炷隔姜灸戒烟穴

精准取穴： 戒烟穴位于列缺穴与阳溪穴之间的中点凹陷处。（阳溪穴位于人体的腕背横纹桡侧，手拇指向上翘时，在拇短伸肌腱与拇长伸肌腱之间的凹陷中；将两手拇指和其余四指自然分开，于两虎口处垂直相交，一手食指搭在另一手上，食指尖处即为列缺。）

具体方法： 取姜片放在戒烟穴上，然后将艾炷置于姜片上，点燃，每次3~4壮，艾炷如绿豆大或半个枣核大。在犯烟瘾时随时灸之，可清肺解毒、保健肺部。

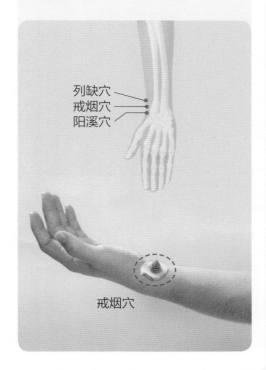

列缺穴
戒烟穴
阳溪穴

戒烟穴

可能出现的戒断症状及缓解办法

戒断症状	缓解办法
咳嗽	• 喝热饮 • 使用止咳药（糖浆）
坏脾气、烦躁 （吸烟的愿望令人难以 集中注意力）	• 散步 • 深呼吸或者全身放松 • 找家人或朋友（最好是有过成功戒烟经验的人）聊天
口干	• 喝水 • 嚼无糖口香糖
感觉疲劳	• 每天适当加大运动量 • 增加晚上睡眠时间或午休时间
头痛	• 洗个热水澡，帮助身体放松 • 适当放松、休息或正念冥想片刻
饥饿	• 为自己提供一顿低热量的加餐 • 每天喝 8 杯水 • 嚼无糖口香糖
睡眠障碍	• 睡前洗个热水澡 • 睡前喝杯热牛奶 • 睡前做些伸展练习 • 晚上不喝提神饮品

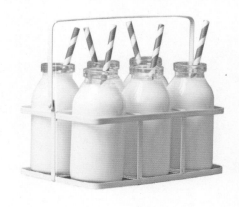

处方 4

心理篇

1 心理因素促进心血管疾病的发生发展

人的心理因素如何影响心血管健康

　　人的生理和心理是一个整体，它们相互影响、相互作用。"疾病应对反应""关注心脏的焦虑（HFA，heart-focused anxiety）"等专业词汇很好地解释了双心医学（参见第 127 页）和医疗的现实意义和理论基础。

　　传统的心血管疾病危险因素（高血压、血脂异常、糖尿病、吸烟、肥胖等）只能解释 58%～75% 的冠心病风险，这促使医学工作者推测还有其他因素也参与了冠心病的发病过程。随着医学模式的转变，人们越来越重视精神心理卫生在心血管疾病发生发展中的作用。

交感－肾上腺髓质系统（SAS）易导致血压升高

　　人在焦虑、愤怒、抑郁或应激时，交感－肾上腺髓质系统（SAS）被激活，产生"战斗或逃跑"反应。其生理变化主要为自主神经功能紊乱，交感神经末梢及肾上腺髓质释放大量儿茶酚胺入血，从而使心率加快，心脏搏动加强，外周血管收缩导致血压升高。动物实验结果显示，静脉滴注儿茶酚胺可致心肌肥厚。

下丘脑－垂体－肾上腺皮质轴（HPA）亢进易导致糖、脂肪代谢紊乱

　　生理情况下，下丘脑释放促肾上腺皮质激素释放因子（CRF），促使腺垂体产生促肾上腺皮质激素（ACTH），而促肾上腺皮质激素刺激肾上腺皮质分泌糖皮质激素。人在抑郁、应激时，下丘脑－垂体－肾上腺皮质轴（HPA）功能亢进，糖皮质激素对促肾上腺皮质激素负反馈抑制功能下降，同时皮质醇分泌的昼夜节律也出现改变，晚间不能抑制自发性皮质醇分泌，最终可导致高皮质醇血症。

大量糖皮质激素使机体的糖、脂肪代谢紊乱，引起血糖升高、糖耐量减退，导致高胆固醇血症和高甘油三酯血症。同时，大量儿茶酚胺氧化可产生大量氧自由基，与血浆中坏胆固醇反应生成氧化低密度脂蛋白，有强烈的致动脉粥样硬化作用；儿茶酚胺与血小板上的 α - 肾上腺素能受体结合后，可激活血小板，促使血小板聚集。

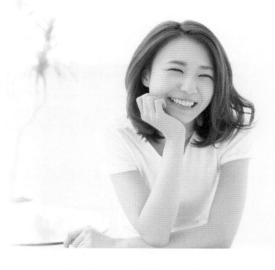

动脉粥样硬化是一种慢性炎症反应。在焦虑、愤怒、抑郁、应激等状态下，糖皮质激素水平持续升高，慢性、持续、过多的糖皮质激素分泌会诱发激素抵抗，表现为糖皮质激素对炎症的抑制作用减弱，促使炎症发生，具体表现在患者血浆中急性期 C 反应蛋白（CRP）、肿瘤坏死因子 α（TNF-α）和白介素 -6（IL-6）升高。炎症反应可导致动脉粥样硬化的发生发展，尤其是增加急性心血管事件的风险。

病例分析

男性，39 岁，已婚，教师。

患者因左心房良性肿瘤于 2006 年做了左心房良性肿瘤切除手术。手术过程顺利，术后病情平稳，无明显不适，定期随访以防肿瘤复发。术后 4 年，患者生活能自理，能正常工作。但他情绪低落、表情淡漠、忧郁、愁眉苦脸、唉声叹气、多卧少动、不愿与人交谈，对周围环境缺乏兴趣，对生活丧失信心，消极悲观。

他在术后第 1、2、3、4 年接受了 4 次精神心理状况检查，检查方式包括个别心理交谈和定式的量表测查，由精神科医师完成。量表测查包括生活质量调查表、90 项症状自评量表（SCL-90）、汉密尔顿焦虑量表（HAMA）、焦虑自评量表（SAS）。

检查发现，患者有以下精神心理特点：最关心的问题是自己的健康，因此对各种不适特别注意，经常主动返院复查；对于医护人员在围手术期及术后复查期间对待自己的态度变化异常敏感，过分关注；害怕医生谈及肿瘤复发；精神性焦虑，经常感到神经过敏、心里不踏实、害怕、恐惧、坐立不安、易紧张。

患者表现出少量躯体性焦虑（如心悸、发抖等焦虑症状），存在一些躯体不适症状（如头痛、恶心、食欲缺乏、手脚发沉等）。

患者抑郁症状较明显，主要表现为自我评价较低、自我感觉不良、乏力及精力下降、活动减慢，故而自责，对生活感到苦闷、烦恼，认为前途无望，对性生活缺乏兴趣，存在较明显的睡眠障碍（如入睡困难、早醒、睡眠不稳、多梦）。

这说明了精神因素对心血管疾病有很大影响。

情绪应激、紧张、抑郁都是心血管疾病的危险因素

情绪应激状态，人更容易生病

《三国演义》中诸葛亮气死周瑜、骂死王朗的故事尽人皆知。尽管罗贯中对故事的情节做了某种程度的夸张，但现在看来，这些事件也合乎病理生理学逻辑。周瑜本来心胸狭窄、嫉贤妒能，再加上赔了夫人又折兵的精神刺激，加速死亡自在情理之中。魏将王朗，年逾古稀，在"动脉粥样硬化"的基础上，经诸葛亮一骂，瞠目结舌，摔下马来。这些事例说明情绪应激、忧郁怨恨，在一定情况下可导致人生病，甚至死亡。

紧张同样是心血管疾病的危险因素

众所周知，冠心病的传统危险因素包括高血压、糖尿病、血脂异常、肥胖、睡眠呼吸暂停、吸烟、家族史等。在一个或多个危险因素的作用下，患者的代谢及神经体液调节机制发生异常，导致动脉内膜上形成富含胆固醇的粥样硬化斑块，引发血管腔狭窄。当血管腔狭窄到一定程度时，患者会感到胸闷、胸痛，临床上即出现心绞痛。当患者情绪激动、用力排便时，斑块可能发生破裂，引起冠状动脉急性闭塞，临床上就会发生急性心肌梗死、恶性心律失常，甚至猝死。

抑郁对心血管的危害堪比吸烟

2003年，澳大利亚国家心脏基金会的专家工作组对已发表的综述进行回顾，评价了与冠心病或急性心脏事件的发生和进展独立相关的社会心理方面的危险因素。最后，以班克尔（Bunker）为首的专家组指出，抑郁是冠心病的独立危险因素，其危险程度与吸烟、血脂异常、高血压等传统危险因素类似；社会孤立和缺乏社会支持等也与冠心病的发病及预后相关，它们分别使冠心病发病的风险增加2~3倍和3~5倍，并且与患者的性别及所在国家、地区无关。此外，对冠心病而言，社会心理因素与传统危险因素常常共存。如抑郁常影响患者对治疗的依从性和对健康生活方式能否坚持，所以应给予合并抑郁的冠心病患者更多的关注，控制社会心理危险因素可能改善这些患者的临床结果。

— Part —

2 双心医疗，是对心血管和心理健康的双重慰藉

双心医疗的含义

双心医疗关注和服务于患者的全面身心健康，立足于心血管疾病的学科体系，以规范化诊疗作为框架，对心血管疾病、心血管疾病的疗效和预后受到来自精神心理因素的干扰和表现为心脏症状的单纯精神心理／神经原因，进行必要、恰当的识别和干预。

"双心"要求医务工作者高举公益、预防、规范、创新"四面旗帜"，并做到回归人文、回归临床、回归基本功这"三个回归"。

1 医学价值

时时考虑患者利益，一切为了患者健康。

2 医学目的

预防疾病，促进健康，而不是等生病后再就医。

3 医学责任

推动基本医疗保健服务公平普及，关注贫困弱势群体。

医生不说你不懂

《欧洲心血管疾病预防临床实践指南（2012）》强调这些

1. 社会经济地位低、缺乏社会支持、工作和家庭生活压力大、抑郁、焦虑、敌对和 D 型人格（焦虑水平和抑郁水平比其他人群高一截）都会促使发生心血管疾病以及病情和预后的恶化。

2. 认知行为方法可有效支撑人们采取健康的生活方式。

3. 心理干预可抵消心理社会应激，促进健康行为和生活方式。

需要看双心门诊的情况

如果经常出现心脏不适症状，反复去医院就诊，却没有发现明显的心脏问题；如果曾经患有心脏病，治疗后各项指标已基本恢复正常，却仍然有很多心脏病症状，就要考虑是否存在精神心理问题。如有条件，不妨去设有"双心门诊"的医院就诊。

做好心理疏导，加强家庭关爱

配合医生做好心理疏导

心理疏导是一种支持性心理治疗方法。对患者来说，要和医生建立良好的信任关系，相信医生的专业知识、权威性和责任心，通过与医生和家属的交流和沟通，将焦虑、抑郁、恐慌等心理问题解决。

营造温馨的家庭氛围

家庭不仅是幸福的港湾，还可能是心理社会因素致病的发源地。在一个和谐的家庭中，家人之间关爱有加，可以减少应激时个体所承受的压力，消除烦恼，保持身心健康。当人生病时，不仅需要物质方面的支持，更需要精神上的关爱和照顾。比如，一个高血压患者除了要坚持服药、定期复查，还要低盐饮食、戒烟限酒、减体重，如若没有家人的关注、配合与监督，则很难实现。

病例分析 1

有位患者因为期前收缩（即早搏，指异位起搏点发出的过早冲动引起的心脏搏动，是最常见的心律失常）非常苦恼，甚至想用自杀来解脱。他的家人与医生不断交流，帮助患者意识到家人始终同自己在一起，疾病没什么可怕的，成功打消了患者的消极想法。

这说明心理疾患归根到底是来自个人认识与周围环境的交流障碍。寻找心理疾病背后的原因，最重要的还是家人和社会的关爱、理解与支持。

女性，年龄60岁，这已经是她第4次在冠心病监护病房（CCU）住院了。曾经有两次门诊大夫把她收进普通病房，刚刚在床上躺了不到10分钟，她就喘得躺不住了，看情形随时都会有生命危险，于是又被转到了CCU。可到了CCU不一会儿，她的症状就消失了。更奇怪的是每次当她已经具备了出院条件，通知她出院的时候，她马上就犯病（医生话音刚落，她就开始喘）。医生按照患者的原发病进行治疗，却发现症状与客观检查所得到的信息不相符。

在治疗的过程中，她的家人根本没来探望过。当同病房病友的家属来探望时，她往往表现得十分烦躁；别的患者和家人谈话也会对她产生很大影响，并为此多次要求调换病房。她的这种表现引起了医生的警觉，请来精神科专家对她进行了心理访谈。

原来患者比较内向，原本就与家人交流较少，孩子长大后各自组建了自己的家庭，与老人的交流更少了，老人也因此变得更加孤僻。每次孩子们去看她，她因为心里有埋怨又不愿说出来，就通过对孩子们没有好脸色来表现，希望孩子们自己有所感悟。不幸的是，孩子们不能体会老人的心情，久而久之，更不愿意去看她，老人的"古怪"脾气也上了一个新台阶。直到她心脏病发作，孩子们把她送到医院。看着子女们为自己忙碌，老人的心中得到了安慰。可出院以后又要重新面对孤独。于是，老人一次次"泡进"医院不出来。

"空巢"老人的心理和情感是一个相对封闭而隐秘的世界，其心灵伤痛和精神需要往往被子女甚至社会忽略。我们的社会面临着"新一代子女亲情教育缺失"的严重问题。武汉大学社会学教授罗萍说，现在的父母往往只是一味付出，一切围着孩子转，没有教会孩子要懂得感恩；学校在亲情教育方面也几乎是空白，容易造成新一代人家庭观念淡化，不愿和父母沟通与联系，有些家长为此感到失落、苦恼。由于孩子们出外上学、工作，使中老年人的空巢现象提前出现。

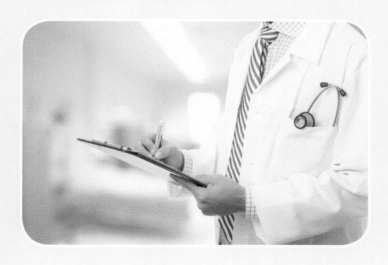

3 甩掉 紧张压力

识别你的紧张"签名"

　　没有两个人在紧张、有压力时的表现是完全相同的。通过下面的三个列表，可以对比自己的实际情况，归纳出自己紧张、有压力时的生理、心理和行为表现，总结规律。了解自己，才能进一步探讨哪里需要改善和如何改善。

1. 生理反应	2. 心理反应	3. 行为表现
• 头疼 • 皮肤起疹子 • 肌肉紧张 • 背痛 • 口干 • 胃痛 • 心跳加快 • 胸痛 • 胃灼热 • 喉咙发痒 • 感冒 • 手抖 • 腹泻 • 视物模糊 • 手心出汗 • 失眠 • 便秘 • 疲劳 • 磨牙 • 其他：	• 急躁易怒 • 无望 • 忧虑 • 愤世嫉俗 • 爱忘事 • 气愤 • 沮丧 • 害怕 • 冷淡 • 充满敌意 • 神经敏感 • 注意力难以集中 • 担心、不安 • 糊涂 • 易激动 • 其他：	• 疏远亲人、朋友 • 总是看电视 • 对别人大喊大叫 • 吸烟 • 语速比平时快 • 喝酒 • 食欲亢进或减退 • 服用镇静剂或者其他药物 • 魂不守舍，如走路易摔跤、开车走神（都非常危险） • 责备他人 • 烦躁，不能专心 • 容易哭 • 不自觉地敲手指或者扯头发 • 其他：

如何缓解紧张情绪

有很多种放松的方法可以缓解紧张情绪。选择出最适合的一种或几种方法，每天实践 1~2 次。在感到紧张的时候用这些方法进行自我调节。

让笑成为习惯

笑，被誉为"生活的良方""灵魂的安慰剂"和"心灵的慢跑"。笑，是舒缓紧张情绪最好的方法。

开怀大笑能使大脑释放促进快乐的化学成分，使肌肉得到放松。

即便是微笑，也已经足够冲走消极的想法和紧张的情绪了。

购置一个活泼幽默的台历，欣赏戏剧或者小丑表演，观察宠物的滑稽动作……让"笑"成为习惯！

深呼吸

紧张时最常见的反应是呼吸急促，所以深呼吸可以缓解紧张，并且可以在任何时间和地点应用。同时，深呼吸还是熟练运用其他放松技巧的基础。

舒服地坐下或平躺，缓慢地深深吸气，使吸入的气体进入腹腔，小腹鼓起，整个腹腔好像一个被吹起来的气球，并保持几秒钟，不要马上把气呼出。

呼气的时候一定要慢，使气体从嘴中呼出，噘起嘴可以控制呼气的速度，使腹部如同慢撒气的气球慢慢瘪下去。

重复吸气和呼气的步骤。

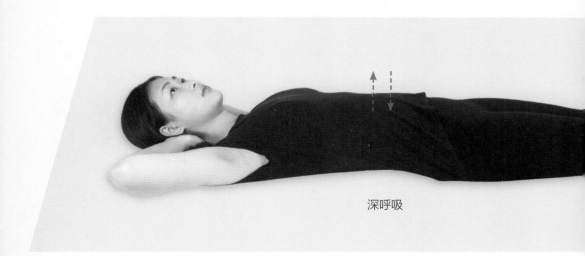

深呼吸

伸展运动

伸展运动简单易学，是放松肌肉最快的方法。不同部位的肌肉紧张可用不同的伸展运动放松。

1. 肩部抻拉

① 双臂向前平伸，与肩同高，十指交叉。

② 翻转掌心，下颌向胸部回收，双臂向外延伸，使肩部有拉伸感。

③ 保持 10 ~ 20 秒钟。重复 3 次。

2. 背部抻拉

① 身体直立，双手放在后腰上。

② 缓慢地将上身向后仰，同时放松颈椎，保持 5 秒钟。

③ 再缓慢地将上身前倾，直到感受到背部肌肉拉长，保持 5 秒钟。

④ 重复以上动作 3 次。

渐进式放松

有时因过于紧张，无法马上放松下来，可以尝试渐进式放松。它分为三个步骤，是一个先使肌肉收紧再放松的过程。人们可以通过体会这两种状态下的不同感受，重新感知自己的身体。

第一步，紧握拳头，感觉手部肌肉的紧张。保持这一动作几秒钟。

第二步，松开拳头。注意体会紧张感的消失，同时感到自己的手比刚才轻了，前臂也可能比刚才轻了。

第三步，比较收紧和放松时的不同感受。握拳时，手是否在抖动；而松开拳头时，手是否感到发热和刺痛。

将以上三个步骤运用于身体的其他部位：面部、颈部、胳膊、胸、腹部、背、腿和脚。

想象

借助想象的翅膀，任由思绪飞到一个愉快、安全的地方，身体也因此得到了放松。

舒服地坐下或躺下，构思一幅平静、安宁的画面，如高山流水，感受温暖和放松。

注意力不集中会影响整个效果。不过，走神是正常的，通过练习可以得到改善。

走神时可以想一些自己喜欢的场景，如天空中的焰火、孩子的面庞等，帮助集中精神；在放松之前进行有氧运动（如慢跑）有助于集中精力、调整呼吸和清空思绪。

让宠物带来快乐

宠物欢叫、跳跃、快乐地摇着尾巴，很容易感染人。对于处在紧张状态中的人们，宠物可以帮助他们放松、愉悦。即使自己不能养宠物，也可以帮助别人照顾宠物或者定期参观动物园、宠物商店。

照顾植物也能获得同样的益处。

学会冥想，让身心慢下来

无论人们是否意识到，心声（头脑中的"自言自语"）都直接影响着人与外在世界的交流，其中也包括紧张程度。

冥想像瑜伽课程最后的放松一样，通过暗示自己感觉肢体发热和沉重，使身体得到放松。

第一步，舒服地坐下或平躺，衣着要宽松，闭上双眼，然后试着清空思绪。

第二步，将思想集中在胳膊上，反复对自己说："我的胳膊很热、很沉"，直到真的感觉它们很热、很沉。

将第二个步骤应用于身体的其他部位（面部、颈部、手、胸、腹部、背、腿和脚），直到全身得到放松。

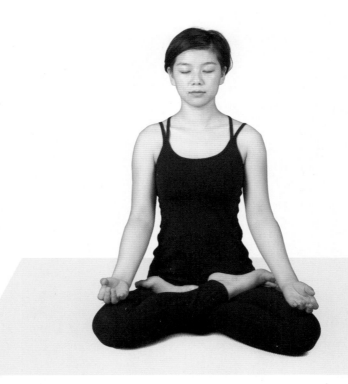

4 好心态 也是治病良药

笑口常开防心病

有研究证实，笑能降血压；笑1分钟可以起到划船10分钟的效果；笑可以刺激人体分泌多巴胺，使人产生愉悦感。

心情不好对血管健康不利

精神抑郁、焦虑，很容易导致体内的交感－肾上腺髓质系统和下丘脑－垂体－肾上腺皮质轴同时被激活，产生大量皮质激素，导致血管系统承受巨大压力。一旦出现上述情况，如果长时间得不到缓解，容易引发血管疾病。

大笑能够增加血管弹性

研究表明，大笑1分钟可以牵动人体53块肌肉，全身可放松47分钟，使人体产生内啡肽。内啡肽是一种天然的镇静剂、麻醉剂、快乐剂，如果长期坚持每天笑3次，每次3~4分钟，还能增强血管弹性。

捧腹大笑15秒≈服用他汀药

研究发现，大笑（不是浅浅的微笑）持续约15秒钟以上，越发自内心，对血管的正面影响就越多、越持久。除了刺激大脑释放内啡肽，还能促使一氧化氮释放，帮助扩张血管，减少胆固醇沉积。

笑对人体的七大作用	
	增加肺的呼吸量
	清洁呼吸道
	抒发健康的感情
	消除神经紧张
	使肌肉放松
	驱散愁闷
	减轻各种精神压力

乐观是免疫力

在生活中，不少人容易生病是因为免疫力低。如何提高免疫力呢？除了在饮食方面做出调整之外，心态也很重要。保持乐观的心态就可以增强免疫力。

好情绪让免疫力起飞

研究发现，平和乐观的心态可增强人体的免疫力。很多研究都表明，积极乐观的人身心更健康，死于心血管疾病的概率较低，肺部功能也更健全。那么，该如何保持乐观的态度呢？下面的方法不妨一试。

1 每晚抽出时间，坐下来回想一天中成功的、积极的和快乐的事情。

2 坚定信心过好每一天，不沉湎于往事，不过于担心未来。

3 学会积极思考，积极面对人生。

肿瘤喜欢坏情绪

每个人体内都有原癌基因，但为什么不是每个人都会得癌症？因为人体内有一群"健康卫士"叫作淋巴细胞，其中有 50 亿个是特别能"战斗"、可以抗癌的细胞。

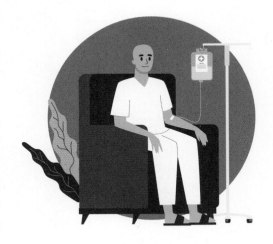

有研究显示，免疫细胞里的 50 亿个"抗癌战士"会被人的精神状态所影响。发现肿瘤细胞后，人体的 NK 细胞（自然杀伤细胞）就会向肿瘤细胞靠拢，5 分钟之内将其杀死。但当一个人情绪低落、生气抑郁时，NK 细胞的功能就会受到抑制。

在肿瘤患者身上，医生常常可以发现被称作"癌性格"的致病因素，比如孤僻、多疑、抑郁、好生闷气、沉默寡言、郁郁寡欢、狭隘嫉妒、急躁易怒等不良情绪。因此，从抵抗肿瘤的角度，保持良好的情绪非常重要。

远离抑郁这个隐形杀手

抑郁症在老年人中较为普遍，据不完全统计，在 60 ~ 70 岁的老年人中，抑郁症的发病率约为 50%。

如何识别老年抑郁

要识别老年抑郁症并不困难，只要发现老年人具有持续 2 周以上的抑郁、悲观、焦虑情绪，并伴有下图中 6 项症状中的任何 4 项，都可能是老年抑郁。

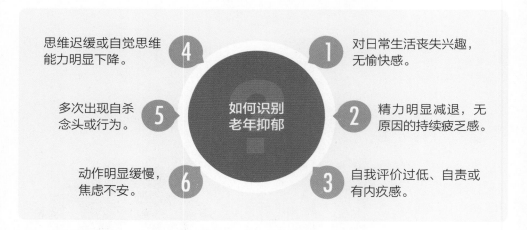

缓解抑郁的三种方法

大声发泄： 大声喊叫可以缓解精神压力，减轻紧张情绪，使皮质醇（与心脏疾病相关的物质之一）的产物释放缓慢。同时，大声喊叫可以刺激内啡肽的释放，而内啡肽是人体的天然镇痛剂。

倾诉： 当感到情绪低落时，可采取倾诉的方式来进行缓解。有时，可以向最亲密的朋友或家人倾诉烦恼，他们的臂膀可以放心倚靠。有时，可能需要专业人员用合理的、无偏见的方式来梳理你的情绪。

爱抚宠物： 宠物身上有一种独特的魅力，它常常可以使人忘却一切烦恼。调查显示，养宠物的人群中患高血压的比例要比不养宠物的人群小。

处方5

药物篇

1

合理应用阿司匹林，预防心脑血管疾病

阿司匹林如何用

什么情况下需服用阿司匹林

阿司匹林在临床上的应用已超过一个世纪。它最初作为解热镇痛药物使用，之后用于抗风湿治疗（需用大剂量）。近年来的大量临床试验显示，阿司匹林的抗血小板作用对脑卒中和心肌梗死有一级和二级预防作用。

急性心肌梗死发作早期，可尽快嚼服 300 毫克阿司匹林。与安慰剂对比，阿司匹林可使患者死亡风险减少 25%；与早期溶栓药物合用，可使死亡率下降 40%~50%。病情稳定后，应长期坚持服用阿司匹林（75~150 毫克/日）。

冠心病（心绞痛、心肌梗死、接受过冠状动脉支架植入/搭桥手术）患者或缺血性脑卒中患者应长期服用阿司匹林 75~150 毫克/日。

男性≥55 岁，女性绝经期后，有糖尿病、血脂异常和高血压等多种心血管危险因素的患者，每日服用阿司匹林 75~150 毫克，可用于一级预防脑卒中或心肌梗死，防患于未然。

男性≥55 岁；女性绝经期后，65 岁以下；没有器质性心脏病，无高血压、糖尿病、血脂异常的心房颤动患者，预防脑卒中可用阿司匹林，剂量为 75~100 毫克/日。有器质性心脏病或有上述高血压等危险因素者，应用华法林，阿司匹林效果不好。

绝经期前，没有高血压、糖尿病或血脂异常的女性，无上述危险因素的中青年男性，无须使用阿司匹林。

应该服用多少

除急性心肌梗死早期需用一次 300 毫克剂量之外，用于心肌梗死或脑卒中一级和二级预防的阿司匹林剂量为 75~150 毫克/日，常用 100 毫克/日的片剂。剂量 <75 毫克/日，效果不确切；剂量 >150 毫克/日，没有必要，而且可能出现不良反应。

服用阿司匹林应该知道这些

需用药多久

作为一级或二级预防，如果患者可良好耐受，未发生严重不良反应，应长期坚持用药。

有哪些不良反应

阿司匹林的主要不良反应是引起出血。对于消化溃疡活动期的患者，可加重溃疡，引起消化道出血。高血压患者应使用降压药，使血压下降至140/90毫米汞柱以下再遵医嘱使用阿司匹林。血压未得到控制时使用阿司匹林，可能增加脑出血的风险。

医生不说你不懂

人人必知的心脏五防

1. 防发病——零级预防

零级预防指从每个新生命开始，培养健康生活方式，预防心血管疾病的危险因素，即预防高血压、血脂异常和糖尿病，不沾染烟草。零级预防针对全人群，即预防的全人群策略。零级预防是没危险因素时去防危险因素。

2. 防事件—— 一级预防

很少人只有一个心血管疾病危险因素，往往是吸烟、高血压、血脂异常、糖尿病、肥胖和静息生活方式等多种危险因素并存，因此单独预防一种心血管疾病危险因素，只能事倍功半。应该综合分析每一个人身上的危险因素，估计其未来10年发生心肌梗死或脑卒中的危险程度，并适当采取相应措施。一级预防是防发病（即防冠心病和脑卒中）。

3. 防后果——挽救心肌，挽救生命

对于心肌梗死患者，时间就是生命。急性心肌梗死是可救治的疾病，而实现救治的关键是从起病到救治的时间，治疗越早效果越好。从到达医院门口（急诊室）到第一次球囊扩张术（一种扩张血管，使血液畅通的手术）之间的时间，指南上推荐是90分钟，现在要求是60分钟，欧洲一些国家的要求已降到50分钟以下，但我国中位数为138分钟（还不算院外的延迟时间）。

4. 防复发——康复与二级预防

对于已经获救的心肌梗死或脑卒中的存活者，他们是再发心血管事件的极高危人群，最重要的是二级预防（防复发），就是患者已经发病（冠心病或脑卒中）后防止"二进宫"。

5. 防治心力衰竭——构筑心脏健康的最后防线

由于早期干预的成功，越来越多的心肌梗死和脑卒中患者存活了下来。目前来看，慢性心力衰竭是心肌梗死存活者10~15年后的一个常见归宿，应作为后续防治重点。

每天什么时间服用

阿司匹林有抗血小板作用，这种作用是持续性的，停服药物5~7天后作用才逐渐消失，因此可根据患者自身的情况，设定每日的服药时间。如高血压患者夜间血压高，难以控制，需用多种降压药，可将一种降压药放在睡前服，并同时服用阿司匹林。这在一定程度上能加强降血压的作用。

如何看待"阿司匹林抵抗"

近年来，"阿司匹林抵抗"被炒作得很热，它是指一些坚持服用阿司匹林的患者发生脑卒中或心肌梗死。这种现象引起了学术界的关注和研究。但至今很难界定患者是否存在"阿司匹林抵抗"。现有的研究性检测指标与患者临床实际的情况不一致。不少学者认为，与其称这种现象为"阿司匹林抵抗"，不如称之为"阿司匹林无效"，不可因为这一不能明确界定的现象，导致需用阿司匹林的心血管高危患者对使用阿司匹林产生怀疑和用药延迟。

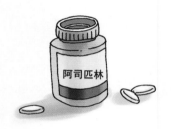

Q 阿司匹林应该早上服还是晚上服？

胡大一答： 有人根据凌晨2时到上午10时之间血小板更活跃（也是心血管疾病高发时段），而认为晚上吃阿司匹林更有效。也有研究发现，早晨服用阿司匹林，夜间血中前列环素水平更高，对预防夜间心血管疾病发作更有效，提出应早晨服药。其实，在哪个时间段服药并不重要，只要坚持长期服用阿司匹林就能获得持续的血小板抑制效果。目前的共识是，长期服用阿司匹林的作用是持续性的，早晚没有多大区别，关键是坚持。

Q 阿司匹林肠溶片应该空腹服还是餐后服？

胡大一答： 以前的阿司匹林到达胃后会在酸性胃液作用下崩解，可引起胃肠道刺激，甚至胃黏膜损伤出血，而餐后服用可以减少此类不良反应。

目前阿司匹林肠溶片外有一层耐酸的包衣，可保护它顺利通过胃内酸性环境不被溶解，到达小肠碱性环境后缓慢释放被吸收，减少了胃肠道不良反应。如在饭中或饭后服，阿司匹林会与食物中碱性物质混合延长胃内停留时间，使释放的阿司匹林药物产生胃肠道不良反应。空腹服用可缩短其在胃内停留时间，顺利到达吸收部位小肠，所以建议阿司匹林肠溶片空腹服用。但是前提条件是要选用肠包衣完好的阿司匹林肠溶片。

2 高血压的用药和治疗

高血压药物治疗的原则

降压药治疗的主要原则是降压的同时保护靶器官，即应该选择降压效果好且安全系数高的降压药。

根据血压高的程度选用药物

高血压的药物治疗主要选用利尿药、β 受体阻滞药、钙拮抗药、血管紧张素转化酶抑制剂（ACEI）及血管紧张素 II 受体阻滞剂（ARB）五大类。还要再配合非药物治疗，如改善患者的生活方式及习惯。

抗高血压药物长期单独使用后常会失效，但加大剂量又易引起不良反应，所以临床实践常采用联合用药，以增强疗效及减少不良反应的发生。

高血压危象及高血压脑病时药物的选用

宜静脉给药以迅速降低血压，可选用硝普钠、二氮嗪、粉防己碱，也可用高效利尿药，如呋塞米等，但应注意不可降压过快，以免造成重要器官血液灌注不足等。

根据并发症选用药物

1. 高血压合并心功能不全、心脏扩大者，宜用利尿药、卡托普利等，不宜用 β 受体阻滞剂。

2. 高血压合并肾功能不全者，宜用卡托普利（轻度肾功能不全者）、硝苯地平、甲基多巴。

3. 高血压合并窦性心动过速，年龄在 50 岁以下者，宜用 β 受体阻滞剂。

4. 高血压合并消化性溃疡者，宜用可乐定，不宜用利舍平。高血压合并支气管哮喘、慢性阻塞性肺疾病患者，不宜用 β 受体阻滞剂。高血压伴有潜在性糖尿病或痛风者，不宜用噻嗪类利尿药。高血压伴有精神抑郁者，不宜用利舍平或甲基多巴。

注：以上药物选择仅供参考，具体用药需遵医嘱。

2 治疗应因人而异，依照病情严重程度、血流动力学障碍程度以及其他主要病情决定。

4 复方联合疗法优于大剂量单一疗法，因为复方用的各种药物剂量较小，引起的不良反应较少。

3 应从一种药物开始，阶梯式增加，重症高血压病例除外。

1 血压应逐渐下降。

5 避免使用不合适的药物剂量。

高血压药物治疗的十大注意事项

10 对疾病治疗要有耐心。

6 一般不要骤然停止某一种治疗或突然放弃某一种药物。

8 优先选用对情绪和精神无影响的药物，因为对生活干扰较少。

9 治疗应长期坚持，除非绝对必要，不要随意更换药物。治疗应简化，如果可能，每天1片药即可。

7 选择熟悉并适合的药物，并坚持用药。最新药物、最贵药物不一定是最好的。

高血压患者的个体化用药方法

降压药的选用应因人而异，考虑不同降压药的不良反应，尽量取其治疗的效应而避其不良反应，同时可以根据患者的年龄、有无并发症及血浆肾素水平等进行综合考量。

1. β受体阻滞剂及利尿剂应作为无并发症高血压患者的初始治疗药。

2. 对较为年轻和正常或高肾素患者，β受体阻滞剂和 ACEI（血管紧张素转化酶抑制剂）效果可能较好，而对老年人和肾素低者，利尿药或钙通道阻滞剂（CCB）可作为首选药。

3. 合并心脏病的高血压患者，应接受β受体阻滞剂及 ACEI 治疗。左心室肥大患者，ACEI 或 ARB（血管紧张素 II 受体阻滞剂）为首选，可联合 CCB 或利尿剂，β受体阻滞剂效果较差。对稳定型心绞痛患者，选β受体阻滞剂、CCB 或 ACEI 降压优于其他降压药。心力衰竭患者，选利尿剂、ACEI/ARB 和β受体阻滞剂，效果优于其他降压药。

4. 血脂异常时，可选 ACEI、ARB、CCB、α_1受体阻滞剂，避免选用利尿剂和β受体阻滞剂。

5. 糖尿病和非糖尿病肾病肾功能不全者，ACEI/ARB 效果优于其他降压药，可联合 CCB 或小剂量利尿药，避免大剂量利尿剂和β受体阻滞剂。

6. 预防脑卒中时，选用 ACEI/ARB 降血压的效果优于β受体阻滞剂，CCB 效果优于利尿药。

7. 收缩期高血压的老年人，应先接受利尿剂治疗。

慎用非处方药

慎用吲哚美辛
使用吲哚美辛后，体内的前列腺素合成会受到抑制，含量降低，导致血管收缩，血压升高。

慎选感冒药
含盐酸伪麻黄碱的感冒药，如康利诺、酚麻美敏混悬液等，服后会引起血压升高、心跳加快等不良反应。

慎用萘甲唑啉
高血压患者不可滥用萘甲唑啉，因为其所含麻黄碱可导致高血压。

慎用甘草片
甘草片所含的甘草流浸膏与降压药合用可能会使血压升高。

慎用镇痛药
含有对乙酰氨基酚的镇痛药、退烧药，如对乙酰氨基酚片、乙酰氨基酚缓释片等，有使人患上高血压的风险。

注：以上用药方案仅供参考，实际用药需遵医嘱。

血脂异常的用药和治疗

血脂异常者的降脂目标

风险等级	低密度脂蛋白胆固醇推荐目标值
低危 （无高血压＋其他危险因素少于 0～1 个）	<3.4 毫摩/升
中、高危 （中危：有高血压，或者其他危险因素多于 1 个； 高危：有高血压＋其他危险因素多于 1 个）	<2.6 毫摩/升
极高危 （有缺血性心脑血管疾病）	<1.8 毫摩/升
超高危 （有心肌梗死或是脑梗死）	<1.4 毫摩/升

注：数据参考《中国血脂管理指南（2023 年）》。其他危险因素主要包括：年龄，男性 >45 岁、女性 >55 岁；吸烟；低高密度脂蛋白胆固醇血症；肥胖；早发性心脑血管疾病家族史。

医生不说你不懂

血脂异常药物治疗须知

一定要严格按照医生处方服用降脂药物。

在就医时要告知医生目前服用的所有药物，包括维生素和中（成）药。药物之间可能发生相互作用，医生需要明确用药情况以避免药物相互作用。

在开始服药后，如果产生任何不适，例如乏力、肌肉酸痛、面部潮红、恶心、头痛或者口腔异味等，要及时和医生沟通。

细说六大类降脂药物

目前临床上可供选择的降脂药物种类很多，归纳起来分为六大类。

他汀类	他汀类是目前临床应用最多的降脂药物，是防治冠心病和缺血性脑卒中的首选药物，可降低胆固醇，尤其是坏胆固醇。当前供临床使用的他汀类药物有阿托伐他汀、瑞舒伐他汀、辛伐他汀、普伐他汀、氟伐他汀、洛伐他汀和匹伐他汀
贝特类	这类药物的作用是可显著降低甘油三酯。目前临床常用的贝特类药物包括非诺贝特、吉非贝齐、苯扎贝特和氯贝丁酯
烟酸及其衍生物	为减少不良反应，使患者能耐受有效剂量，应使用缓释剂型。烟酸升高好胆固醇的作用是目前降脂药物中最明显的。烟酸的另一独特作用是降低脂蛋白
胆酸螯合剂	通过减少食物中胆固醇的吸收，以降低血胆固醇水平
胆固醇吸收抑制药	依折麦布可有效抑制胆固醇和植物固醇在小肠的吸收
其他	包括普罗布考、鱼油制剂 ω-3 脂肪酸（脉乐康、多烯康）等

医生不说你不懂

血脂异常患者的用药要点

首选药物是他汀类药物。他汀类是降胆固醇与预防冠心病的基础用药，其他药物可作为他汀类的"合作伙伴"，在需要联合用药时酌情选用。

如果甘油三酯水平 >13.0 毫摩 / 升，可能导致急性胰腺炎（一种可能致命的凶险疾病）。这时要先选贝特类药物，降低甘油三酯水平，再根据血脂水平换用或加用他汀类药物。

若单用他汀类不能使胆固醇下降达标，增加他汀类剂量又发生严重不良反应时，可用他汀联合依折麦布。研究表明，他汀类剂量倍增仅可使降低坏胆固醇的疗效增加6%，而他汀与依折麦布合用，可使其效果增加 20%。例如，阿托伐他汀 10 毫克或辛伐他汀 20 毫克与依折麦布 10 毫克合用相当于阿托伐他汀 80 毫克疗效。

若患有混合型血脂异常，可在他汀类的基础上联合使用 ω-3 脂肪酸或贝特类或缓释烟酸类药物。

他汀类是降脂特效药

为什么他汀类降脂药最重要

应用他汀类药物不单可降低胆固醇，还能通过降低胆固醇稳定斑块，预防冠心病，减少发生急性心肌梗死、不稳定型心绞痛、脑卒中等的发病概率。

他汀类和依折麦布是至今唯一有大量临床研究证据显示可减少不稳定型心绞痛、心肌梗死、脑卒中和总死亡率，并改善预后的药物。

他汀类药物不仅具有降脂作用，还可抗炎、改善血管内皮功能和预防血栓，安全性好，不良反应少，极少有患者由于不良反应而停药。

他汀类药物被证明可控制（稳定）粥样斑块进展，甚至能逆转斑块。他汀类药物抗动脉粥样硬化的主导作用为降低坏胆固醇。服用他汀类药物可阻止血管病变进一步发展，甚至可使血管病变消退。将坏胆固醇降到2.1毫摩/升（80毫克/分升）以下。

他汀类降血脂的特点

他汀类药物对血脂最主要的影响是降低坏胆固醇，且这种作用强于其他任何一种降脂药物。

他汀类药物可使总胆固醇和坏胆固醇下降20%～60%。有些他汀类药物还能轻度升高好胆固醇。

他汀类药物还可适度降低甘油三酯。

用药前患者的胆固醇越高，服用他汀类药物后胆固醇下降的幅度越大。适当加大他汀类药物剂量，可进一步降低血胆固醇的水平。联合使用依折麦布是更安全有效的用药方案，我国已有辛伐他汀（20毫克）/依折麦布的单片复方制剂，即降胆固醇的复降片。

服用他汀类药物4～6周以后，胆固醇稳定下降，出现肝酶和肌酶增高也是在此时段。因此在服药后4～8周，应复查血脂和肝酶、肌酶。

辛伐他汀	常见商品名为辛伐他汀、辛可、利之舒、辛优旨等
洛伐他汀	常见商品名为洛伐他汀、艾乐汀、欣露、苏尔清等
普伐他汀	常见商品名为福他宁、浦惠旨等
氟伐他汀	常见商品名为来适可
阿托伐他汀	常见商品名为立普妥、阿乐等
不良反应	头痛，胃肠道反应，白细胞、血小板减少，肝功能损害等。对本品过敏、孕妇、哺乳期女性、持续肝功损害者禁用

他汀类的服药时间

他汀类药物大多不是长效药物，应在睡前服用。因为血中胆固醇最主要是由肝脏合成的（肝脏每天大约合成 800 毫克胆固醇），而肝脏合成胆固醇最活跃的时段为睡后数小时，所以睡前服他汀类药效果最好。

血脂异常是一种慢性疾病，对动脉粥样硬化和冠心病的影响长期存在，且逐步加重。已经有冠心病、糖尿病、脑卒中、外周血管疾病、高血压或合并一项以上危险因素的患者降脂治疗应该长期坚持。比如有高血压、吸烟、年龄 >55 岁的男性患者，应该坚持服用他汀类药物。

他汀类药物不仅可以降胆固醇，而且可以稳定和逆转动脉粥样硬化斑块，这种作用只有通过长期治疗才能实现。服用他汀类药物治疗时间越长，疗效越好。

达到降脂目标后仍需要长期服药维持疗效。不能看到血脂正常就认为已经治愈而停用他汀类药物。

 停用降脂药物后，血脂会反弹吗？

胡大一答： 冠心病患者停用他汀类药物，血脂水平会回升，还可能增加冠心病恶化急变风险，甚至有发生心肌梗死的危险。

 长期服用降脂药物安全吗？

胡大一答： 他汀类药物上市后已有充分的临床证据表明其安全性良好，并且坚持用药对预防冠心病有持续效果。

 降脂药物对脂肪肝有效吗？

胡大一答： 脂肪肝患者常常合并血脂异常。但由于目前尚没有准确可靠的方法判断脂肪肝改善的程度，所以临床上难以明确降脂药物对脂肪肝的确切疗效。脂肪肝患者通常肝转氨酶偏高。但如果患者因存在冠心病的危险因素需服用他汀类药物，大多不会导致肝损害加重，有些患者转氨酶反而会下降，甚至恢复正常。

哪些人需强化降脂

强化降脂是指将高危患者的坏胆固醇水平降至 2.6 毫摩/升以下，极高危患者坏胆固醇降至 1.8 毫摩/升以下，高危或中危患者的坏胆固醇降低 30%～40%。大量临床试验结果表明，冠心病高危人群不但要在早期应用降脂药物，更要强化降脂。

什么是冠心病高危人群

1. 冠心病人群

首先是明确心肌梗死和进行过冠状动脉血运重建（支架或搭桥）的患者，其次是明确诊断有典型心绞痛发作的患者。

2. 冠心病等危症人群

首先是糖尿病患者以及虽没有发生心肌梗死但存在其他临床表现的动脉粥样硬化（如周围动脉疾病、主动脉瘤、有症状的颈动脉斑块、脑卒中）者，其次是存在多重心血管危险因素者（如吸烟、过量饮酒、血脂异常、55 岁以上的男性）。

3. 冠心病极高危人群

在确诊动脉粥样硬化性疾病的基础上具有下列情形者：存在多个危险因素（如糖尿病、吸烟）、急性冠状动脉综合征患者。

根据有无冠心病及其危险因素来制订降脂目标

无论是我国发布的《中国血脂管理指南（2023 年）》，还是美国胆固醇教育计划成人治疗组第三次指南都是根据有无冠心病和危险因素数目来制订降脂目标。

对于血脂异常的干预，是为了降低发生心血管事件的风险，而非单纯为了降脂。

为了防治冠心病，应积极进行降脂治疗，降脂治疗要求达到的目标值因人而异。例如冠心病患者坏胆固醇只要大于 3.1 毫摩/升，就需要给予降脂治疗（首先服用他汀类药物），并主张这类患者坏胆固醇降至 2.6 毫摩/升以下；而对于没有冠心病危险因素（高血压、吸烟等）的年轻人，总胆固醇或坏胆固醇水平轻微升高则不需要药物治疗，只有当饮食控制无效且血胆固醇特别高时，才考虑服用降脂药物。

医生不说你不懂

老年急性冠状动脉综合征患者强化降脂同样有效

临床研究证据表明，与小于 65 岁的患者相比，老年极高危患者同样能从早期强化降脂治疗中获益。发病 24 小时内开始强化降脂，使冠心病死亡、非致死性心肌梗死、复发缺血事件发生的风险显著下降。

4 冠心病的用药和治疗

什么是 ABC 治疗

"ABC 治疗"是针对冠心病各种临床表现的共性防治原则。在此基础上，根据每位患者的具体情况，制订科学合理的个体化治疗方案。

A	B	C
阿司匹林 抗血小板聚集	**β 受体阻滞剂** 降低心肌 耗氧量	**胆固醇** 降低胆固醇水平
医学研究表明，冠心病的发生与血小板聚集、血栓形成有关。因此，阻止血小板聚集是防治冠心病的措施之一。	β 受体阻滞剂具有降低心肌需氧量，产生抗心绞痛、抗心肌缺血的作用，还可预防冠状动脉内斑块的破裂等。	血清总胆固醇和坏胆固醇增高，是动脉粥样硬化和冠心病的致病因素。降低胆固醇水平可使冠心病死亡危险性明显减少。

缓解心绞痛的药物

心绞痛是心肌缺血的表现，因此能够预防和治疗心绞痛的药物都有降低心肌耗氧量和改善冠状动脉血流的作用。

目前常用的药物有三类：硝酸酯类、β 受体阻滞剂和钙通道阻滞剂。需要说明的是，这三类药都必须由医生严格把握其适应证和禁忌证。

硝酸酯类药物可有效预防和缓解胸痛

硝酸酯类药物可预防和治疗各种类型的心绞痛，疗效可靠，常用药物有硝酸甘油和异山梨酯。下面重点说说硝酸甘油的用法。

如何正确使用硝酸甘油

1. 患者应随身携带硝酸甘油。

2. 硝酸甘油要在察觉到胸痛发作先兆时立即使用，不要等到胸痛发作后再用。

3. 将硝酸甘油片放在舌下，待其溶化。质量合格的硝酸甘油片在 20～30 秒内即可溶化。

4. 咀嚼硝酸甘油片也有良好效果，但不能咽下。因为硝酸甘油是从口腔黏膜直接吸收入血，在胃内将失去作用。

5. 硝酸甘油起效迅速，胸痛可在服用后 1～2 分钟内缓解。含服 1 片硝酸甘油 5 分钟内胸痛不缓解者应服第 2 片，仍持续胸痛者可服第 3 片，并呼叫急救中心转运到正规医院（胸痛中心）明确胸痛原因。

6. 一天内数次发作心绞痛的患者应服长效的硝酸甘油。

7. 含服硝酸甘油时，患者应坐下或躺下；若服药后感到头晕乏力、出虚汗，应立即平卧。

8. 应用硝酸甘油后胸痛很快缓解的患者需适当减轻活动的强度和速度。

9. 患者注意发现和总结哪些强度的活动（运动）或者情绪波动会诱发心绞痛，应在这些活动前服用硝酸甘油预防心绞痛发作。

10. 长期使用硝酸酯类药物会产生耐药性，此时要根据医嘱增加药量或间断给药，但不宜突然停药或者减量。长期使用硝酸甘油等硝酸酯类药物的患者，一旦突然停药，可产生症状复发，临床称为"反跳现象"，使原有病情加重，常表现为心绞痛、急性心肌梗死或者猝死。

11. 多主张间歇使用硝酸甘油及硝酸盐类，即 24 小时内最好有 6～8 小时无硝酸甘油，目的是利用停药的几小时时间恢复血管的反应性。

提示

青光眼和低血压患者不能使用硝酸酯类药物。

硝酸甘油通过扩张血管，促进血流分布到缺血区，是速效、短效的抗心绞痛药物，可以快速起效，缓解心绞痛发作。

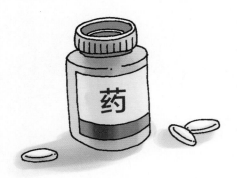

β受体阻滞剂能降低心肌耗氧量

β受体阻滞剂可通过降低心肌耗氧量预防和治疗心绞痛，是常用的治疗冠心病和高血压的药物，主要通过阻断体内肾上腺素能 β₁受体发挥治疗作用，常用药物有美托洛尔、比索洛尔、卡维地洛等。

1 β受体阻滞剂对冠心病有多种作用

① 减弱心肌收缩力，减低心肌耗氧量，减轻心肌缺血，缓解心绞痛。
② 减少心肌梗死面积的扩大。
③ 降低心率，减少快速心律失常，减少猝死。
④ 保护心脏，减少冠心病急性事件的发生。

2 β受体阻滞剂的禁忌证

① Ⅱ度、Ⅲ度房室传导阻滞。
② 心动过缓，心室率≤50 次/分。
③ 低血压。
④ 严重心力衰竭或心力衰竭的急性发作期。
⑤ 哮喘。

钙通道阻滞剂对心绞痛有效

1 钙通道阻滞剂主要用于冠状动脉痉挛引起的自发性心绞痛

人体内血管和心肌的收缩都需要钙离子。钙通道阻滞剂是阻止钙离子通过细胞膜上的"慢通道"流到血管平滑肌和心肌细胞，抑制血管收缩，扩张周围血管和冠状动脉，在一定程度上可减弱心肌收缩力，缓解冠状动脉痉挛所致的心绞痛，对于运动诱发的冠状动脉收缩也有作用。

2 钙通道阻滞剂具有较好的降血压作用

常用于伴有高血压的心绞痛患者。

3 治疗急性心肌梗死不能用短效二氢吡啶类钙通道阻滞剂（硝苯地平）

这类药物扩张周围血管的能力很强，常引起反射性心动过速，可使心肌梗死面积扩大，增加死亡率。

心绞痛的预防和处理

预防心绞痛发作的三大根本措施

预防心绞痛的根本措施在于以下三点：控制心血管疾病的危险因素；治疗已经存在的冠状动脉病变；阻止冠状动脉病变继续发展。患者可以根据医生处方进行长期药物预防，根据心绞痛类型选用抗心绞痛药物。一般来说，阿司匹林和硝酸异山梨酯适用于所有类型的心绞痛，对于劳力性心绞痛可加 β 受体阻滞剂，对于自发性心绞痛可加钙通道阻滞剂。

有冠状动脉病变，如何减少心绞痛发作

在治疗冠状动脉病变的基础上，采用以下措施可以减少心绞痛发作。

1. 避免过度体力活动，如运动量过大、运动速度过快、过度用力等。

2. 避免过度兴奋、愤怒、焦虑、紧张等。

3. 临时药物预防。对于不可避免的过度体力或脑力活动，可在活动前用药加以预防，根据活动时间，选用起效时间相同的药物。常用药物有舌下含硝酸甘油，1～3分钟起效，药效持续10～30分钟；舌下含硝酸异山梨酯，5分钟起效，药效持续10～60分钟；口服硝酸异山梨酯，20分钟起效，药效持续4小时。

心绞痛发作时如何处理

冠心病患者要根据医生处方日常随身携带硝酸甘油等急救药物。

心绞痛发作时，立即休息，停止所有活动。

当胸痛持续时间很长，含服硝酸甘油不能缓解时，应立即拨打急救电话或就近到医院（胸痛中心）就诊。

当心绞痛发作缓解后又在短时间内复发时，含服短效硝酸甘油后，应加服一片戊四硝酯。

心绞痛反复发作时，患者精神通常比较紧张，可同时服一片安定以稳定情绪，并通过减少心肌耗氧量来帮助减少心绞痛的发作。

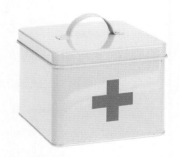

家庭要常备急救箱，准备硝酸甘油片、速效救心丸、硝酸异山梨酯等，而硝酸甘油、速效救心丸要随身带，尤其外出时更要形影不离

5 心力衰竭的用药和治疗

心力衰竭的常规用药

ACEI 是心力衰竭治疗的基石和首选药物

ACEI（血管紧张素转化酶抑制剂）不仅是常用的降压药物，也是治疗心力衰竭的重要药物，可降低慢性心力衰竭患者的死亡风险，减少住院次数。85%～90% 的心力衰竭患者可以耐受这类药物的短期和长期治疗。ACEI 有许多具体品种，医生会坚持循证用药，选择经过临床试验证实可以降低病残率和死亡率的药。

应用 ACEI 的注意事项

医生处方前需要了解患者的下列情况

1. 病史：比如发生过血管水肿（常在颜面部）的患者不应使用 ACEI。
2. 监测立位和坐位血压，防止出现低血压。
3. 监测肾功能（测定血清肌酐值），防止肾功能恶化。
4. 测定血清钾水平，防止出现高钾血症。
5. 患者是否正在服用利尿剂，两种药物合用可进一步降低血压。
6. 过度限制饮水可发生血容量不足，表现为直立性低血压。
7. 是否正在进行其他药物治疗，避免药物的相互作用。

提示

营养品和激素不推荐用于心力衰竭的治疗。曾经有几种营养品（辅酶 Q10、肉碱、牛磺酸和抗氧化剂）与激素（生长激素和甲状腺激素）被尝试用于心力衰竭治疗，后被临床试验否定了，即这些营养品或激素不能改善心力衰竭患者的存活率和临床状态。

应用 ACEI 的基本原则

应用 ACEI 的基本原则是从小剂量起始，逐渐递增，直至达到目标剂量。剂量调整的快慢取决于每位患者的临床状况。有低血压史、低钠血症、糖尿病、氮质血症和服用保钾利尿剂者递增速度要慢一些。

这些人不能用 ACEI

当前或近期有明显水肿而没有使用利尿剂的患者不能使用 ACEI。因为这些患者使用利尿剂后，体内盐和水的平衡会出现较大变化，从而影响对药物的反应。

ACEI 需长期服用

ACEI 发挥临床疗效通常需要数周、数月或更长时间，只有长期服用才有意义。为了达到长期治疗的目的，医生和患者都需要了解和坚信以下事实。

1. 症状改善往往出现于开始治疗后的数周至数月。
2. 即使症状改善不显著，ACEI 仍可减少疾病进展的危险性。
3. ACEI 治疗早期，患者可能出现一些不适反应，但一般不会影响长期应用，医生会根据患者在治疗过程中的反应和与其他治疗的相互影响，调整 ACEI 的治疗计划。
4. 中途停止 ACEI 治疗可能导致临床状况恶化。

ACEI 使用的注意事项

1. 注意肾功能变化
   治疗前和治疗过程中定期检查肾功能，特别是药物加量后 1~2 周，病情稳定后的第 3 个月和之后的每 3~6 个月，均应监测肾功能。
2. 注意血压变化
   ACEI 有降压作用，收缩压低于 100 毫米汞柱的患者需从很小剂量开始用药，并密切监护；如果患者出现头晕、视物模糊等低血压表现，要及时就医。即使出现过低血压也不可怕，大多数患者的血压可以恢复，减少利尿剂和硝酸酯类药物剂量后，可继续使用 ACEI，但要遵医嘱。

医生不说你不懂

记得复查血钾

ACEI 应用 1 周后应复查血钾，轻度血钾升高不是使用 ACEI 的禁忌证；若血钾≥5.5 毫摩/升，应遵医嘱停用 ACEI。

ARB 安全、有效，耐受性好

ARB（血管紧张素 II 受体阻滞剂）被誉为 20 世纪 90 年代心血管药物的一个里程碑。

现有临床资料表明该类制剂安全、有效，耐受性好，有心、脑、肾保护作用，是一类有前途的心血管药物。

迄今为止，在治疗慢性心力衰竭的大规模临床试验中得到验证的 ARB 是氯沙坦、缬沙坦和坎地沙坦。

该类药物的疗效与 ACEI 相似，不良反应更少，但价格较高。

使用 ARB，同样需要监测肾功能、血压和血钾。

树立使用 β 受体阻滞剂的信心

心力衰竭的发生、发展与交感神经系统激活有关。β 受体阻滞剂可以阻断交感神经激活，抑制交感神经系统兴奋产生的不良作用，长期（≥3 个月）治疗慢性心力衰竭可以改善心功能、提高心脏排血能力、防止心脏变形，从而降低心力衰竭复发和死亡风险，尤其可减少猝死。

使用 β 受体阻滞剂须知

1. 并非所有 β 受体阻滞剂都能治疗心力衰竭，有临床证据显示，对心力衰竭有效的 β 受体阻滞剂是比索洛尔、美托洛尔和卡维地洛。

2. β 受体阻滞剂治疗遵循个体化原则。β 受体阻滞剂必须从小剂量开始，根据患者的耐受情况，医生会逐步增加剂量直至目标剂量或者最大耐受量。剂量递增间期一般为 2 周，继而长期维持 β 受体阻滞剂治疗。β 受体阻滞剂是负性变力性药，可降低心肌收缩力，开始使用时可能加重心力衰竭症状，继续治疗症状逐渐减轻。

3. 由于 β 受体阻滞剂的起效时间较长，需要 2~3 个月才能看到疗效，所以要避免突然停药，以免使病情显著恶化。

4. 在处方 β 受体阻滞剂前，医生会确认患者没有明显水肿；对于当前或近期有水肿的患者，应当先使用利尿剂，消肿后再使用 β 受体阻滞剂；在使用 β 受体阻滞剂后，应当监测患者的体重，根据需要采取措施，如增加利尿剂的剂量。

5. 患有呼吸系统疾病（支气管痉挛性疾病）、有症状的心动过缓（心率 <60 次/分）或严重房室传导阻滞的患者不宜使用 β 受体阻滞剂（除非已经采用起搏器治疗）。

洋地黄是历史最悠久的抗心力衰竭药物

洋地黄是历史最悠久的抗心力衰竭药物，通过强心作用可减少症状并提高运动耐量。洋地黄可以与利尿剂、ACEI和 β 受体阻滞剂联合应用。最常用的洋地黄类药物是地高辛口服片剂。

医生不说你不懂

洋地黄长期使用会有不良反应

尽管患者可以耐受常规剂量的洋地黄，但长期使用也可发生心血管系统的不良反应，使得洋地黄治疗心力衰竭的效果大打折扣。所以，其使用越来越少。

使用洋地黄须知

1. 当 ACEI 或 β 受体阻滞剂在治疗心力衰竭的初始阶段未能改善症状时，使用洋地黄可减少症状。

2. 对于使用 ACEI 和 β 受体阻滞剂后症状已经缓解的患者，不要急于使用洋地黄。

3. 洋地黄还可降低心房颤动的心室率。伴有心房颤动的心力衰竭患者心室率较快，可常规使用洋地黄以降低心室率，改善心室功能和症状。联合使用洋地黄和 β 受体阻滞剂降低心室率更有效。

4. 洋地黄剂量宜偏小。洋地黄毒性较大，当前医学界倾向于小剂量使用洋地黄，使用剂量远小于推荐剂量，目前多采用自开始即用固定的维持量给药方法，即维持量疗法（区别于从小剂量开始逐渐增加剂量的疗法）。使用地高辛治疗心力衰竭的起始剂量和维持剂量为每日 0.125～0.25 毫克。对于 70 岁以上、肾功能受损或者瘦小的患者，地高辛宜用小剂量（0.125 毫克），每日 1 次或隔日 1 次。

使用洋地黄过程中，需要就医的情形

1. 胃肠道症状：表现为厌食、恶心、呕吐、腹痛、腹泻，其中厌食是洋地黄中毒的最早表现。

2. 精神症状：较常见的有疲乏、烦躁、易激动、昏睡及精神错乱，有时出现头痛、失眠、眩晕、抑郁、全身不适，此类症状一般出现在胃肠道症状和心律失常之后。

3. 视觉异常：视物模糊、周围视野闪光，特征性表现为黄视症或绿视症，好像透过有色玻璃看东西。

4. 心脏表现：包括心肌收缩力改变（心肌收缩力先增强后减弱）和心律失常（如室性期前收缩、室性心动过速和心脏传导阻滞）。

5. 怀疑洋地黄中毒：可依照医嘱暂时停药数日，观察停用洋地黄后 1～3 日内的症状变化，如果症状迅速减轻，说明存在中毒可能。

利尿剂不能单独用于心力衰竭的治疗

利尿剂消除水肿

心力衰竭患者最明显的症状是由肺部和周围循环淤血引起的水肿。利尿剂可以维持钠平衡，消除和预防肺和周围水肿。

利尿剂可增加心力衰竭患者排泄水、钠量，减轻水肿。作用较强的是髓袢利尿剂，如布美他尼、呋塞米（速尿）和托拉塞米，适用于大多数心力衰竭患者。

与任何其他治疗心力衰竭的药物相比，利尿剂能够更快地缓解心力衰竭症状，充分控制心力衰竭导致的液体潴留，使肺水肿和外周水肿在数小时或数天内消退。

利尿剂除了可以快速缓解症状外，也是保障其他药物治疗安全性和有效性的基础。对有水肿的心力衰竭患者，利尿剂是有效治疗策略中必不可少的组成部分。但单一的利尿剂治疗不能保持疗效，要根据患者的具体病情联合其他药物治疗。

利尿剂的使用剂量与其疗效呈明显相关性，特别是髓袢利尿剂，剂量越大作用越强。

监测利尿剂效果和调整利尿剂剂量最可靠的指标是每日体重的变化。应用利尿剂治疗的心力衰竭患者应每天测量体重，若体重增加 1~2 千克或者 3 天增加 2 千克以上，说明水肿加重，需立即就医。对已经应用大剂量髓袢利尿剂仍有明显水肿的患者，建议住院治疗，尤其是对伴有低钠血症、肾功能不稳定和四肢湿冷等提示心功能较差的患者。

利尿剂通常从小剂量开始，逐渐增加剂量或使用次数直至尿量增加，体重每日减轻 0.5~1.0 千克。一旦病情得到控制，如对心源性呼吸困难和端坐呼吸疗效满意、水肿消退、体重稳定，即可逐渐减少利尿剂至最小有效剂量并长期维持，一般需无限期使用。在长期维持期间，仍应根据体重和水肿变化随时就医，调整剂量。

哪种利尿剂更好

1. 当肾功能很差时，噻嗪类利尿剂（例如氢氯噻嗪）的作用很弱，这种情况在老年心力衰竭患者中很常见。
2. 严重心力衰竭时，噻嗪类利尿剂与髓袢利尿剂有协同作用，可以合用。这种药物合用无论在疗效还是在不良反应方面均优于单纯增加髓袢利尿剂剂量。
3. 美托拉宗是一种强力利尿剂，常作为最后可选择的药物。
4. 为了预防利尿剂所致的低钾血症，可同时使用保钾利尿剂（如螺内酯等）。预防低钾血症时，使用一般补钾药物的疗效较差，而且容易导致补钾过量。

慢性心力衰竭的治疗

在慢性心力衰竭治疗的过程中，要根据心肌收缩力是否降低以及患者是否有症状等，考虑采用适当的治疗方法。

无症状心力衰竭的治疗

如果患者心肌收缩力显著降低（左室射血分数降低），则属于收缩性心力衰竭，应当长期使用 ACEI 和 β 受体阻滞剂治疗。即使没有呼吸困难、水肿等症状，也应当坚持治疗。这些药物应从小剂量开始，逐渐增加至规定剂量。一般没有必要使用利尿剂和洋地黄。

有症状心力衰竭的治疗

如果患者存在喘憋、水肿等心力衰竭症状，首先应当使用利尿剂治疗，收缩性心力衰竭患者还可加用洋地黄进行强心治疗，同样需要使用 ACEI 和 β 受体阻滞剂改善长期预后，还应使用小剂量的螺内酯（每日 25～50 毫克）。但所有用药要遵医嘱。

晚期心力衰竭的治疗

晚期心力衰竭是指诊断明确并经过正规治疗后仍有严重心力衰竭症状。除了上面列出的药物治疗以外，晚期心力衰竭患者可间断使用正性变力性药物，如静脉注射拟交感神经药物、多巴胺受体激动剂或磷酸二酯酶类药物。有时使用主动脉内气囊泵或心室辅助装置、血滤或血透等循环支持也是必要的。必须明确，这些临时治疗的目的是配合患者的长期治疗，如为心脏移植做准备。终末期心力衰竭患者主要采用改善症状的治疗。

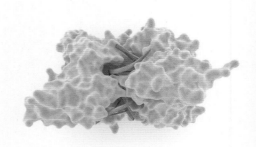

医生不说你不懂

非冠心病所致心力衰竭，又没有其他需要抗血栓治疗的患者，没有必要使用阿司匹林等抗血栓药物。

严重心力衰竭长期卧床患者可使用抗凝药物预防血栓和肺栓塞。

过去有血栓栓塞史或者伴心房颤动的心力衰竭患者必须长期接受抗凝治疗，可用常规方法口服华法林，并定期监测凝血状态（凝血酶原时间监测值国际标准化比值保持在 2～3）。

实战篇

心血管疾病对症调养方案

1 高血压，血压要"稳"，别只顾"降"

高血压如何诊断

高血压的诊断标准和危害

诊断标准	危害
• 在未使用降压药物的情况下，非同日 3 次测量诊室血压，收缩压≥140 毫米汞柱和（或）舒张压≥90 毫米汞柱，即可诊断为高血压 • 收缩压≥140 毫米汞柱和舒张压＜90 毫米汞柱，为单纯收缩期高血压 • 患者既往有高血压史，目前正在使用降压药物，血压虽然低于 140/90 毫米汞柱，仍应诊断为高血压	靶器官损害：心脏、脑、眼、肾脏、周围血管

注：参考《成人高血压食养指南（2023 年版）》。

高血压的分级

高血压依据轻重程度分为 1 级、2 级、3 级三个级别。

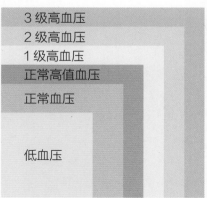

收缩压（毫米汞柱）

180　3 级高血压
160　2 级高血压
140　1 级高血压
　　　正常高值血压
120　
　　　正常血压
90

低血压

60　　80　90　100　110
舒张压（毫米汞柱）

如何筛查高血压

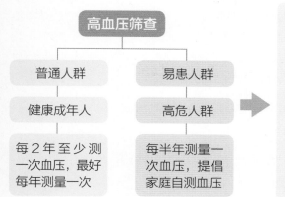

1. 血压高值：收缩压 130～139 毫米汞柱和 / 或舒张压 85～89 毫米汞柱
2. BMI 为 24～27.9 千克 / 米², 属正常, BMI ≥ 28 千克/米², 属高危; 腹型肥胖, 按腰围来看, 男性 ≥ 90 厘米, 女性 ≥ 85 厘米, 属高危
3. 有高血压家族史（一、二级亲属）
4. 长期高盐饮食
5. 长期过量饮酒
6. 男性 >55 岁, 女性 >65 岁

血压来回波动危害心脑健康，平稳降压才是硬道理

别让你的血压忽高忽低

很多患者今天量血压高了，就吃降压药，血压正常就停了；过两天血压又高了，又吃药。这种血压来回波动比较危险，对大脑、心脏都很不安全，容易出现脑血管意外。

我有一个患者，也是老邻居了，对自己的血压不在意，劝他坚持吃药，他仍然经常忘记服药，结果反复出现脑卒中，最后因为脑卒中而过早去世了。他如果认真吃药，再活个 10 年、15 年没什么问题。只要把血压控制好，就可以减少心肌梗死、脑卒中、心力衰竭的发生率，从而降低总死亡率。因此，控制血压不仅保护心、脑，还可以延长寿命。

坚持一天一片药

吃降压药要注意：第一，坚持服药，即使血压正常了，也不要盲目减量，更不要轻易停药。第二，应选用长效药，一天内不要波动太大。

"宁可忘了一顿饭，别忘了一顿降压药，活一天吃一天"，是高血压患者保命的根本措施。

不及时降压容易发生脑卒中

高血压患者的首要治疗目标是最大限度地降低心脑血管疾病的发生和死亡风险。研究数据证实，血压降低 5 ~ 10 毫米汞柱，脑卒中发生率降低 40%，心肌梗死发生率降低 16%，心力衰竭发生率减少 50%，急进型高血压发生率减少 94%，同时不增加癌症与其他非心血管疾病相关的死亡风险。

明确降压目标

由于血压水平与心、脑、肾并发症的发生率呈线性相关关系，因此必须采取有效的治疗使血压降至正常范围。

一般情况下，高血压患者的血压都应降至 130/80 毫米汞柱以下。65 ~ 79 岁的老年高血压患者建议将血压控制为 <140/90 毫米汞柱，在能够耐受的情况下可将血压降至 <130/80 毫米汞柱。年龄 ≥ 80 岁的老年患者建议将血压降至 <150/90 毫米汞柱，若耐受良好可进一步降低。

快速降压不妥当

高血压不是一天形成的，所以降血压不要太着急，欲速则不达。如果出现高血压危象，比如脑出血、心力衰竭等，则需要使用短效降压药，使血压很快降下来，同时拨打急救电话（120，在北京可打 999）。但对于平稳的慢性高血压患者，不主张快速降压，而主张用长效药，让血压逐渐下降。因为使用短效药，血压降得快，升得也快，一天之内血压来回波动，对身体不好。

医生不说你不懂

轻度高血压也得重视起来

轻度高血压是指收缩压 140 ~ 159 毫米汞柱和/或舒张压 90 ~ 99 毫米汞柱。由于"轻度"一词给人相对安全的错觉，很容易被忽略。但即使是轻度高血压，也会缩短寿命。针对轻度高血压患者的治疗，首选非药物疗法，也就是改善生活方式。有规律的有氧运动、必要时减轻体重、低盐低脂饮食、不酗酒、少喝含糖饮料、远离烟草、充足睡眠、保持乐观的生活态度都是良好的生活方式，有助于降血压。坚持 3 ~ 6 个月，如果降压效果不明显，就需要药物治疗。但请记住，即使进行药物治疗，上述健康生活方式也必须坚持。

高血压治疗应因人而异

高血压的危险分层

危险因素和病史	1 级高血压	2 级高血压	3 级高血压
1~2 个危险因素	中危	中危	超高危
≥3 个危险因素	高危	高危	超高危
靶器官损害或有糖尿病并存的临床情况	超高危	超高危	超高危
无其他危险因素	低危	中危	高危

心血管疾病的九大危险因素

1 收缩压和舒张压水平（1~3 级）

2 男性 >55 岁

3 女性 >65 岁

4 吸烟

5 血脂异常

6 早发心血管疾病家族史

7 肥胖（包括腹型肥胖）

8 缺乏体力活动

9 超敏 C 反应蛋白≥3 毫克 / 升或 C 反应蛋白≥10 毫克 / 升

注：肥胖指 BMI≥28 千克 / 米^2；腹型肥胖指男性腰围≥90 厘米，女性腰围≥85 厘米。

不同危险分层的高血病患者 10 年中发生心血管事件的百分率：低危组 <15%，中危组为 15%~20%，高危组为 20%~30%，超高危组≥30%。

一位高血压患者，其血压值为 180/90 毫米汞柱，依据分级，属于高血压 3 级；判断其危险分层，应从高危水平算起：无危险因素时为高危组，伴有 1~2 个危险因素或≥3 个危险因素，有心脑肾损害或糖尿病时属于超高危组。

高危和超高危患者：需立即开始对高血压及并存的危险因素和临床情况进行药物治疗。

中危和低危患者：医生会先观察患者的血压及其他危险因素一段时间，进一步了解情况，然后决定是否开始药物治疗。

高血压病的发病因素复杂，治疗时应因人而异。

高血压的"家庭康复"同样重要

高血压患者应做到这些

1. 严格按照医嘱，坚持系统治疗。
2. 定期到医院复查。
3. 按照医生的建议进行体育锻炼或康复运动。
4. 可帮助家人干些力所能及的家务，但不能过度劳累。
5. 戒烟，少喝酒。
6. 安排合理饮食，营养搭配恰当。
7. 保持大便通畅。
8. 记录病情变化，学会一些基本的自我护理技术，如测脉搏、量血压等。

照顾者应该做到这些

1. 督促患者按时服药、定期复诊。
2. 对患者多加关心，如果遇到患者被疾病（包括病痛和疾病知识）困扰和情绪反常时，可以代替患者向医生咨询，帮助患者消除对疾病的恐惧。
3. 监督患者出院后的合理饮食和危险因素控制，比如坚决、耐心地帮助患者戒烟。改进不健康的生活习惯，家属能起到非常好的督促作用。
4. 尽量安排空余时间陪伴患者，譬如一起锻炼。
5. 留心观察患者，及时发现不良事件，及时就医。

平稳控压的饮食策略

1. 以 20 ~ 25 千卡/千克体重摄入热量。
2. 减少膳食中的脂肪，补充适量优质蛋白质，如适当摄入鱼类、大豆制品等。
3. 每日摄入富含膳食纤维和钾的蔬果，如紫甘蓝、芹菜、韭菜、菠菜、苋菜、木耳、柚子、猕猴桃等，帮助控制血压和血糖。

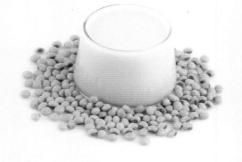

4. 适当多食含钙丰富的食物，如奶及奶制品、大豆及其制品、海带、菠菜等，减轻钠对血压的不利影响。
5. 严格限盐，建议摄入量 3 ~ 5 克/日，不吃或少吃加工腌制品，如咸肉、火腿、咸菜、腐乳等。

如何科学运动降血压

运动前检查血压、血糖、心率

　　高血压患者在运动之前，首先要进行身体检查，包括血压、心率、血糖、心电图等，并咨询医生，判断是否适合运动或是否适合做某些运动。在日常生活中，有些人看上去很健康，经过检查却发现一些隐性疾病，如心脏病等，在运动中很容易出现问题或危险。

5~10 分钟的准备活动不可少

　　高血压患者在运动前 5~10 分钟，可以动动脖子、弯弯腰、活动活动关节，或者先慢跑 2 分钟，再做柔韧性拉伸，使全身做好运动准备，使得心率慢慢适应接下来的运动。准备活动以 5~10 分钟为宜。

运动后慢慢停下来，避免头晕

　　高血压患者在运动后不要立即停下来，要循序渐进地恢复到休息状态。因为突然停止会导致血液回流受阻，容易造成大脑缺血，继而出现头晕，甚至失去知觉等。为了避免这些情况的发生，运动后可以继续慢跑或快走 3~5 分钟，同时做些简单的上肢活动，让心率慢慢恢复到正常水平。

　　运动后，如感到无力、恶心，下次运动时需要适当调节运动量，可以稍微减少运动时长，或者换为其他运动项目。

需要注意的三个运动细节

　　1. 运动时不可空腹或过饱。

　　2. 可以随身带些糖果，以免运动过程中出现低血糖的情况。

　　3. 在运动过程中，若要与人交谈，不可过度兴奋，以免血压突然升高。

血压突然升高时的紧急降压小动作

按摩腹部

双手重叠，以肚脐为圆心，用接触腹部的手按顺时针方向慢慢按摩腹部，每分钟 30 圈左右，至腹部有热感为宜。

肚脐上下有神阙、关元、气海、丹田、中脘等穴位，经常轻摩，对降血压和辅助治疗脑卒中有一定效果。

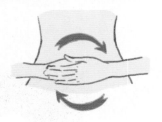

捏大脚趾

用手指掐住大脚趾与趾掌关节横纹的正中央，坚持 2 分钟。

此方法可以在血压突然增高时使用，因为大脚趾是血压反射区所在位置，可以帮助降压。

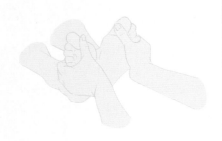

擦颈部

双手互相擦热，摩擦面部数次，自额前两侧太阳穴向后至枕部（后脑勺），然后沿颈部向下分按至两肩，再转至额前，向下按摩至胸部。重复 20 次左右，每日早晚各一次。

经常擦颈，可促进气血运行，有助于降血压。

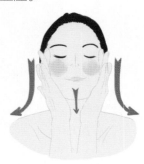

深呼吸

此方法适用于到医院就诊时出现的血压波动，即所谓的"白大衣高血压"。

取坐位，闭上眼睛，头部和肩部及四肢不要紧张，身体放松，缓缓地做深呼吸。用鼻子深深地吸气，数到 5。呼气时，心里默念"嘘"，注意力集中，让心情尽量放松。慢慢重复 10～20 次（一呼一吸为 1 次），血压会逐渐下降。呼吸完以后，再闭目静坐几分钟。

2 冠心病是健康杀手，但可防可控

冠心病是由冠状动脉狭窄或闭塞引起

为什么会发生冠心病

由于心脏在不停地跳动，这就需要有热量源源不断地供应，而其所需热量和氧气都来自冠状动脉。想象一下，如果冠状动脉发生狭窄或闭塞，心肌得不到充足的血液和氧气供应，必然会发生损伤，甚至坏死，引起冠心病。

胸口疼就是心脏病吗

胸口疼，一般从大众的角度来理解，都认为是心脏病。但心脏病胸口疼有一个特点，就是一过性。

胸口疼通常是由运动诱发的，一停下来就好的，叫一过性。这提示血管堵得只剩一条缝。血流平时够用，但运动时需要的血流量大，就不够用了。

一过性胸口疼是心肌梗死的先兆。如果出现这种典型的心绞痛或心肌缺血表现，说明很快要发生心肌梗死了。

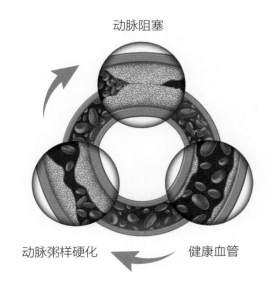

动脉阻塞

动脉粥样硬化　　健康血管

冠心病的常见类型和症状

冠心病五种常见的类型

心绞痛

心绞痛是冠心病的主要类型，分为稳定型心绞痛和不稳定型心绞痛，表现为发作性胸骨后疼痛，为一时心肌供血不足引起。

心肌梗死

心肌梗死是在冠状动脉病变的基础上，发生冠状动脉血供急剧减少或中断，使心肌严重而持久性缺血导致的心肌坏死。

无症状性心肌缺血

虽无临床症状，但客观检查有心肌缺血表现的冠心病，又称隐匿型冠心病。患者有冠状动脉粥样硬化，但病变较轻或有较好的侧支循环，或患者痛阈较高因而无疼痛症状。其心肌缺血的心电图表现可见于静息时，也可见于增加心脏负荷时，或仅在 24 小时动态观察中间断出现。

缺血性心肌病

缺血性心肌病型冠心病的病理基础是心肌纤维化，由于心肌的血供长期不足，心肌组织发生营养障碍和萎缩或大面积心肌梗死后，纤维组织增生所致。其临床特点是心脏逐渐扩大，出现心律失常和心力衰竭。

猝死

在动脉粥样硬化的基础上，发生冠状动脉痉挛或血栓堵塞，导致心肌急性缺血，造成局部电生理紊乱，引起短暂的严重心律失常（特别是心室颤动）所致。

冠心病四种常见的症状

冠心病的常见症状都是由不同程度的心肌缺血造成的。极轻的心肌缺血可能没有症状，只有在仪器检查时才能发现。当心肌缺血比较严重时，就会出现如下症状。

心绞痛

心绞痛的特点是突然发作，疼痛点位于胸前或胸骨后，犹如重物压迫或紧束的感觉。

心跳缓慢

有些人心脏每分钟跳 50～60 次，甚至有的人只有 30～40 次。心跳缓慢，会严重影响心脏向机体供血，使人感到头晕、气短、心悸，有的还会突然昏倒。

心律失常

心律失常包括心动过速、期前收缩、心房颤动等。

心肌梗死

心肌梗死的主要表现是在心前区部位突然发生持续性的剧烈疼痛，严重时有濒死感，疼痛可持续数小时或者数天。

诊断冠心病需要做哪些检查

心电图

此检查方法简便、设备简单、价格低廉、结果可靠，患者检查时无任何痛苦。这是诊断冠心病最常用，也是最简单的检查方法。

动态心电图

动态心电图仪是一种检查者可以随身携带连续记录 24~72 小时的设备，主要作用是记录心绞痛发作时的心电图异常改变，发现无症状性心肌缺血，对冠心病的诊断价值较高，准确率为 50%~60%。这种动态和长时间的连续监测记录，对一次性心绞痛、心律失常和原因不明的晕厥、心悸都能提供有价值的诊断依据。

心脏 CT

冠状动脉钙化是冠状动脉粥样硬化的标志，超高速 CT 不仅可以较清楚地显示冠状动脉钙化程度，还能评价心脏的运动功能及心肌、冠状动脉的血流灌注，对冠心病的诊断意义更大。另外，心脏螺旋 CT 也能够发现冠状动脉硬化，同样有助于冠心病的诊断。

左心功能测定

可采用超声的动图、平衡法门控心血池显像等检查。

冠状动脉造影

可以清楚地诊断冠状动脉的各主要分支狭窄性病变的部位，并估计其程度，是诊断冠心病的金标准。但这种检查是一种创伤性检查。

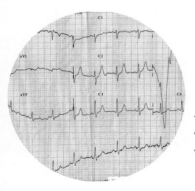

一般来说，心电图不能对心脏功能做出评价，要结合病史、症状和其他检查方法全面综合判断

急性心肌梗死：和时间赛跑的急症

把握抢救的黄金1小时

这里要送大家一句警言："有胸痛上医院"，因为冠心病最常见的表现是胸痛。半数以上急性心肌梗死无先兆，以突发的胸闷、胸痛为表现。面对急性心肌梗死，心脏科医生最重要的理念是"命系1小时"，就是医学上常说的时间窗（即抢救的黄金时间）。抓不住时间窗，患者将付出致残、致死的代价。医生要在最短的时间内尽快开通导致心肌梗死的"罪犯"血管，溶栓要在到达医院后半小时内进行，经皮冠状动脉介入（PCI）要在到达医院后60~90分钟内进行。如能在起病1小时内完成溶栓和PCI，治疗后即使用最先进的检查技术也查不到心肌梗死的痕迹。抢救所用药物（溶栓药）或器械（如支架）的成本是固定的，越早治疗，挽救的心肌越多，挽救生命的机会越大。因此，对急性心肌梗死患者来说，时间就是生命。

第一时间呼叫急救车

胸痛患者呼叫急救医疗服务系统（拨打120）可以明显获益，千万不要自行转运（包括乘坐出租车、家人或朋友开的车，更不能自己开车前往医院）。

急救车上就能给予的治疗措施

急性心肌梗死患者死亡约2/3发

医生不说你不懂

这两个误区要不得

1. 因为心肌梗死常常发生在后半夜至凌晨，患者不愿叫醒亲属而等到天亮，往往错失救治良机。

2. 身体健康的人突发胸痛时，会以为是胃疼，挺挺就过去了，往往这一挺就把命挺没了。

患者在牢记"有胸痛上医院"的同时，一定要尽快呼叫急救医疗服务系统，去有抢救条件的大医院。

生于发病1~2小时内，经常死于到医院之前。急救车上配备有必要的抢救器材和药物，是保证患者安全到达医院的最好工具。

急救车转运急性心肌梗死患者时常用的治疗包括下面五个方面。

1. 给氧气。无论有无并发症，急性心肌梗死患者都有不同程度的缺氧。转运途中一般可用鼻导管吸氧，速度2~4升/分。

2. 止痛。剧烈疼痛常使患者烦躁不安，容易扩大梗死面积，诱发心律失常及心力衰竭。

3. 给硝酸甘油。可舌下含服硝酸甘油，静脉输滴硝酸甘油更好。硝酸甘油可扩张冠状动脉，增加侧支血流到缺血的心肌，有利于缓解缺血性疼痛。

4. 进行心电图监测和准备除颤器。

5. 嚼服300毫克阿司匹林以抗血小板凝聚。

减少院内诊断和治疗准备的时间

使用急救医疗服务系统转运可提前引起急诊室医生的重视或通过预先已有的心电图，减少院内诊断时间，从而缩短再灌注治疗时间。

溶栓与 PCI，该如何选

急性心肌梗死后心肌坏死的数量是决定患者预后最重要的因素。急性心肌梗死 90% 是血栓形成后堵塞冠状动脉的结果。因此，使用药物将血栓溶解，使冠状动脉再通，简便可行，能明显缩小心肌坏死范围，降低死亡率。

溶栓治疗适用于发病早期（一般3 小时内）或者没有条件立刻进行 PCI 治疗的患者。盲目等待 PCI，甚至不惜长距离的转运，反而延误了挽救心肌的最佳时机。

就地溶栓，还是转诊做 PCI

对所有患者都一律转诊到医院做PCI，会造成很多患者延误挽救心肌的时机。合理的策略应该是：对于早期就诊，尤其是 3 小时内，年龄较小、心肌梗死面积较大（例如广泛前壁心肌梗死）的患者，如果没有溶栓的禁忌证，应就近在医院尽快溶栓，再择期进行 PCI；对于就诊较晚，年龄较大，心肌梗死面积小（如下壁心肌梗死）的患者，可选择转诊进行 PCI；若有急诊 PCI 条件的医院没有配备 24

小时在医院待命的 PCI 团队，无法保证从医院门口到第一球囊扩张达到指南的要求，此时仍可选择"先溶栓然后 PCI"的策略。

需要注意的是，近期有脑血管病、出血性疾病和血压高的患者不宜采用溶栓治疗。

做过溶栓还需要做 PCI 吗

原则上，溶栓治疗开通"罪犯"血管的成功率最多只能达到 70%。只要判断溶栓失败应立即进行冠状动脉造影并开通"罪犯"血管，可最大程度挽救尚存活的心肌。

对于溶栓成功的患者，可在 24 小时内进行血管造影，常规进行血管造影的评价并据此进行恰当的血运重建治疗，但不宜过早（患者可在溶栓后转诊，并在转诊的第二天进行血管造影）。

溶栓越早，心肌坏死范围越小

常用的溶栓药物有尿激酶、r-tPA（重组组织型纤溶酶原激活剂）等，发病 6 小时内溶栓，尿激酶再通率为50% ~ 60%，r-tPA 再通率为 60% ~ 70%。溶栓越早，再通率越高，心肌坏死范围也越小。发病超过 6 小时，溶栓的再通率很低。r-tPA 虽然再通率高，但价格昂贵。

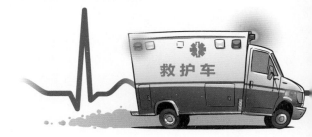

冠心病急救措施

学会两种急救方法

让患者保持呼吸道通畅的方法

当冠心病急性发作时，有些患者可出现恶心、呕吐，甚至丧失意识，呼吸道会有大量堵塞物，如痰、唾液、呕吐物等，这些堵塞物会阻碍患者呼吸，可能对其生命造成威胁。此时应让患者侧躺，并注意清理呼吸道。

1. 救护者一手放在患者头后部和颈部，另一手放在患者腋下，使其侧卧。
2. 将患者下面的胳膊朝头部方向伸直，使其头枕在这只胳膊上。
3. 解开患者的衣领、裤袋、胸罩等。
4. 用手帕卷或手指清除患者口鼻中的堵塞物。
5. 将耳朵靠近患者的口鼻，确认呼吸通畅。

在等待救护车和送患者去医院的过程中，保持患者的侧躺姿势，不能仰躺，以免再次呕吐造成口鼻堵塞。在侧躺时发生呕吐，请重复上述最后两个步骤。

心肺复苏术

急性心肌梗死患者或冠心病猝死者发生心跳呼吸骤停时，需进行心肺复苏术，这样有可能为除颤争取时间，从而挽救生命。心肺复苏术应该在心跳、呼吸骤停后马上进行，最迟不要超过 4 分钟。

1. 使患者仰卧在坚硬的平面上。将患者的下巴稍向上抬，迅速检查患者口腔、鼻腔是否通畅，如不通畅则迅速清理。

2. 救护者跪在患者胸部旁边，找到两乳头连线的中央，即大约在胸骨的下 1/3 处，就是按压位置。

3. 将两手叠放在需要按压的位置上。一只手的掌根部放在要按压的位置上，再将另一只手重叠放在这只手上。

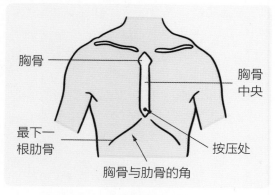

胸外心脏按压的位置

4. 将两手的手指抬起来，用手掌根部按压。

5. 施救者双肩处于患者胸骨的正上方，肘部不要弯曲，双手放在按压部位不要离开，用自己的体重加力按压。使患者的胸部因被按压而向下凹陷 3.5～5 厘米。注意要避免因用力过大而造成肋骨骨折。按压后即放松，但注意掌根不要离开患者胸部。

6. 如此反复为 1 次，1 分钟做 100 次。注意，按压时间的长短和放松时间相同。

7. 人工呼吸，将手掌放于患者额头，轻轻倾斜患者头部。用另一只手轻轻抬起患者下巴，打开气管。一只手捏住患者鼻孔。完全覆盖患者的嘴，向患者嘴中吹气 1 秒。观察胸部，判断气流是否吹入。如果是，继续第二轮。以心脏按压与人工呼吸 30∶2 的比例进行，操作 5 个周期（心脏按压开始至送气结束为一个周期）。

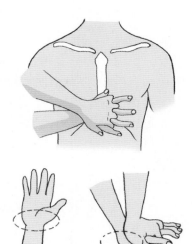

双手交叠，手掌根放在胸外心脏按压的位置上

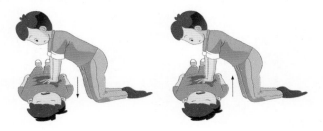

牢记紧急情况下的救助流程

当家里有人冠心病急性发作时，家属要牢记两方面的内容：一是根据现场情况自行救治处理，如服药、保持患者呼吸道畅通、心肺复苏术等，这种救治通常要坚持到救护人员到来；二是呼叫急救系统求助。

向谁呼救

如果周围还有别人，那就请他帮忙拨打急救电话。如果仅有你自己在场，在紧急施救的同时拨打急救电话。

"120"是急救的专用号，拨打"120"呼救是最妥当的，在北京也可以拨打"999"。十分紧急又无法拨通"120"的情况下，也可拨打"110""119"等电话求救。

呼救电话要说明哪些情况

1. 患者的性别、年龄。

2. 患者目前最危重的情况，如心跳停止、昏倒、呼吸困难等。

3. 自己的姓名与电话号码。

4. 患者所在的准确地点、门牌号码，尽可能指出附近街道或大家都熟悉的显著标志。

5. 已做过哪些处理。

6. 询问一下救护人员到来之前还应该做什么。

如果不知道说什么也不要紧张，接听电话者会逐个问到这些问题。切记不要先挂断电话。要等急救部门接听电话者先挂断电话，以免漏掉对方还需要了解的相关信息。

救护人员到来之后

要简短清楚地回答救护人员的询问。主要交流以下几方面的重要情况。

1. 讲明救护人员到来之前患者情况的变化。

2. 讲明患者以前得过什么疾病。

3. 患者将被送往哪个医院。

4. 了解需要携带的物品并迅速准备。

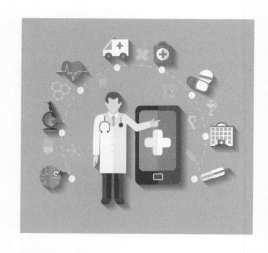

心绞痛的急救

心绞痛的典型症状

典型的心绞痛大多发生在胸骨后上段或中段的位置，可波及心前区，范围有手掌或拳头大小，疼痛可放射至左臂、肩、颈、下颌及手指等部位。患者出现阵发性的前胸压迫感、沉重感、窒息感、紧缩感，伴有濒死的恐惧感。劳累过度、情绪激动、饱餐、寒冷、吸烟、心动过速等可诱发心绞痛。

发生心绞痛的其他征兆

1. 胸部以外部位疼痛，比如牙痛，但经口腔科医生检查没有牙病，吃止痛药无效；或感到咽喉发紧、有烧灼感；少数心绞痛表现为左肩、左臂疼痛，有时甚至表现为腿疼、腰疼；还有的表现为胃部钝痛、隐痛。

2. 呼吸困难，经常喘不过气来，需长长地吸气，这时也应怀疑是否为心绞痛发作。

发生心绞痛怎么办

可根据下面的办法进行抢救，但如果服用 2 次硝酸甘油都不能缓解疼痛，应考虑可能发生心肌梗死，必须赶紧打急救电话。

1. 患者应立即停止正在进行的活动，原地休息。保持镇静，以免因情绪紧张而增加需氧量，加重病情。

2. 尽快舌下含服硝酸甘油片，一般 2~5 分钟内即可缓解。若未能缓解，隔 5 分钟再含服一次。也可使用治疗心绞痛急性发作的其他药物，如硝酸异山梨醇酯气雾剂。

3. 可用手轻轻按摩患者前胸部，或用热水袋热敷患者前胸。患者可做几次深呼吸，帮助改善身体的缺氧状态。

4. 患者如在室内发生心绞痛，应立即开窗通风，保持室内空气新鲜、充足，同时解开患者衣服，去除领带。家中有吸氧设备的可立即给患者吸氧。

心绞痛缓解之后

疼痛得到缓解后，若以往尚未经医生诊断，或从未发过心绞痛，或这次发作的感觉与以往发作明显不同，都应立即去医院咨询医生；医生已经诊断为冠心病的患者，应找出引起本次心绞痛的诱因，如劳累、激动、发怒等，在以后的生活中注意避免。

心肌梗死的急救

冠心病病情加重的信号

1. 心绞痛发作越来越频繁。

2. 心绞痛发作时间超过 15 分钟。

3. 心绞痛发作部位改变，如牙痛、胃痛、头痛、疼痛放射至左肩和左背。

4. 恶心、呕吐，无力，想解大小便但失禁。

5. 出虚汗，脉搏不齐（心律失常）。

6. 心慌难受。

7. 面色苍白，说话无力。

8. 憋气，烦躁不安。

如果患者有上述 2 项以上的症状，应立即呼叫"120"急救，并就近就医。

发生心肌梗死怎么办

发生急性心肌梗死时，要立即打急救电话呼救，争取尽早到医院，因为心肌梗死发生后的 1 小时内是救治的最佳时机。同时，应采取以下急救措施。

1. 患者立即停止一切活动，原地坐下或躺下安静地休息，也可原地蹲下。不要紧张，精神要放松。如果患者倒在地上，不要将其搬到床上。

2. 患者舌下含服硝酸甘油片，若无效，3~5 分钟后再次使用。同时将 300 毫克阿司匹林嚼碎服下。精神紧张、恐惧或焦虑不安的患者，可口服 1 片安定。

3. 立即开窗通风，保持室内空气新鲜。同时，解开患者的衣领、腰带、胸罩等，有氧气袋尽快给患者吸氧。

冠心病猝死的急救

冠心病患者如发生突然扑倒，家人或周围人要赶紧检查其心跳和呼吸情况，在拨打急救电话的同时，立即进行心肺复苏抢救。抢救中要保持镇静，千万不要摇晃患者。任何情况下不要放弃抢救，坚持心肺复苏，直到专业救护人员到来。

冠心病患者也要适量活动，能促进心功能的恢复

　　运动可以改善患者的血液循环，预防血栓形成和发生栓塞，促进心功能的恢复，是心血管疾病防治的重要手段之一。作为康复过程中最主要的内容，运动对身体状况的改善可以增强患者的信心，有效改善冠心病患者的抑郁、焦虑情绪。

　　医生应遵循科学、安全、有效的原则，按照患者的具体情况和爱好，制订合理的运动项目（形式）、运动强度、运动时间、运动频率和运动过程中的注意事项。运动处方的制订和实现应以患者的病情、兴趣和目标为依据，循序渐进，动静结合，分步骤、分阶段地进行。

快走是最好的运动形式

　　快走是心脏康复中最简单，也是应用最广泛的运动。

20~40分钟是最佳运动时长

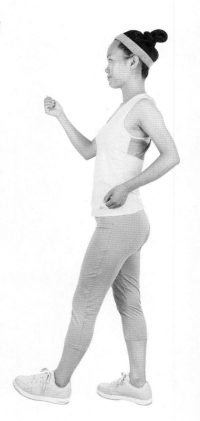

　　对大多数冠心病患者而言，最佳运动时长为20~40分钟。若患者可以耐受，建议以规定的强度持续运动；有明显间歇跛行、心功能储备低或体质衰弱的患者需要间断的运动方案，即出现症状（如跛行、疲劳或呼吸困难）时终止运动，症状消失后再开始运动直至再次出现症状，以此类推，直到各段运动时间总和达到规定的运动时长。

运动频率保持在每周至少3次

　　建议康复治疗开始时运动频率为每周至少3次，至少持续3~6个月；若在此期间患者无外伤性并发症且有意愿增加频率，可将运动频率增加至每周4~5次。

运动过程中要注意这些

1. 在运动过程中，患者要对身体状况进行监测，必要时就医，并接受医生的指导。

2. 运动中出现胸闷、胸痛、面色苍白、口唇青紫、明显呼吸困难、头晕、恶心、呕吐、动作失调、心律失常或诱发心绞痛，及时就医查明原因。

3. 运动时心率超过 130 次/分或心率波动范围超过 30 次/分，及时就医并查明原因。

4. 运动时血压 >200/110 毫米汞柱，收缩压升高超过 30 毫米汞柱或下降超过 10 毫米汞柱，及时就医并查明原因。

5. 运动时心电图监测 ST 段下移 ≥0.1 毫伏或上升 ≥0.2 毫伏，及时就医并查明原因。

6. 运动后出现疲劳感且持续不消失，有失眠、食欲减退、下肢水肿、持续心率加快等症状出现，及时就医并查明原因。

调理冠心病的饮食策略

1. 脂肪摄入要限量，每日胆固醇摄入量应控制在 200 毫克以下，有助于降低血清胆固醇的含量。

2. 每周吃 2~3 次海产品，如三文鱼、多宝鱼、海藻等，其中富含的 $\omega-3$ 脂肪酸可降低血脂与血液黏度，有助于预防心肌梗死。

3. 适当多吃些活血化瘀的食物，如油菜、木耳、柑橘、柠檬、茭白、白萝卜等，以通畅血脉，促进血液循环。

4. 每天吃 50~100 克大豆制品，如豆腐、豆皮、腐竹等。大豆蛋白具有降低血胆固醇含量的效果。

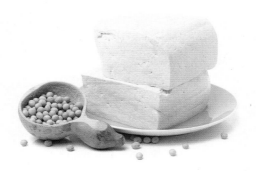

3 血脂异常，坏胆固醇是"大恶人"

血脂异常怎么查

　　血脂异常本身没有特别明显的症状，不做血脂化验很难被发现，所以很多人在检查发现血脂异常的时候，往往感觉"突如其来"。就血脂监测来说，建议检查时就查这四项：总胆固醇（TC）、甘油三酯（TG）、低密度脂蛋白胆固醇（LDL-C，坏胆固醇）和高密度脂蛋白胆固醇（HDL-C，好胆固醇）。

血脂异常的不同类型

　　对于血脂异常的诊断标准，中国将成人空腹时，血清总胆固醇≥6.2毫摩/升，甘油三酯≥2.3毫摩/升，作为诊断血脂异常的标准。通常有以下四种类型。

高胆固醇血症	高甘油三酯血症
血清总胆固醇≥6.2毫摩/升，甘油三酯<1.7毫摩/升。	血清甘油三酯≥2.3毫摩/升，总胆固醇<5.2毫摩/升。

混合型血脂异常	低高密度脂蛋白胆固醇血症
总胆固醇和甘油三酯均超出正常值。	血清高密度脂蛋白胆固醇<1.0毫摩/升。

化验血脂前的注意事项

1.空腹12小时以上。要求在采血前一天晚8点钟开始禁食（包括零食），可少量饮水。于次日早上8~10点去采血，次日早晨仅可少量饮水，也就是应空腹12~14小时后，晨间采血。

2.抽血前应有2周时间保持平时的饮食习惯，以避免改变饮食对血脂产生影响。抽血前一天不要吃高脂餐、不饮酒、不做剧烈运动。近3个月无急性病、外伤、手术等意外情况。心肌梗死发生后，应在24小时内抽血检查，才能代表事件发生前的基线水平。

3.抽血前最好停止服用影响血脂的药物（如低脂药、避孕药、某些降压药、激素等）2~4周，否则应记录用药情况。如果是在服用降脂药治疗的过程中检验药物的效果，不需要停药。

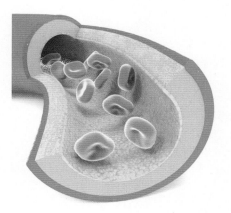

4.至少要有2次化验结果证实血脂异常，诊断方可确立，2次检查间隔时间不宜超过3周。

5.心肌梗死或冠状动脉搭桥手术后数周，胆固醇水平较低，不能代表平时的血脂水平。

血脂监测正常就不用降血脂吗

医院的血脂化验单通常在化验结果栏目后附有"正常值"供人们参考对比。看到自己的各项指标在"正常范围"以内，是否就能如释重负？

化验单上的"正常值"（参考范围）只适用于健康人群，不适用于已经患有冠心病、脑卒中、糖尿病的患者。由于冠心病、脑卒中和糖尿病患者未来10年发生心血管事件（心肌梗死、脑卒中和心血管死亡）的危险最大，所以胆固醇水平需要降至低于"正常参考值"，否则不利于心血管疾病的预防。

胆固醇水平合适与否，不是依据人群平均水平或化验单参考值，而是依据患者整体危险性高低（具体数值参见144页）。

代号	项目	结果	参考值
ALT	谷丙转氨酶	35	0~40 U/L
AST	谷草转氨酶	21	0~40 U/L
TP	总蛋白	73.3	60~80 g/L
ALB	白蛋白	41.8	35~55 g/L
GLO	球蛋白	31.5	20~45 g/L
A/G	白 / 球蛋白	1.3	1.2%~2.3%
TBIL	总胆红素	10.0	5~21 μmol/L
DBIL	直接胆红素	2.7	0~7 μmol/L
IBIL	间接胆红素	7.3	0~17 μmol/L
ALP	碱性磷酸酶	66	40~150 U/L
GGT	谷氨酰氨基转移酶	79↑	0~50 U/L
CHOL	总胆固醇	7.09↑	2.33~5.17 mmol/L
TG	甘油三酯	9.69↑	0.56~1.46 mmol/L
HDL-C	高密度脂蛋白胆固醇	1.80↑	1.2~1.68 mmol/L
LDL-C	低密度脂蛋白胆固醇	3.28↑	<2.6 mmol/L

据了解，这位患者 40 岁，没有冠心病、脑卒中和糖尿病。根据血脂的检查结果显示，其总胆固醇、甘油三酯、好胆固醇、坏胆固醇均高出正常范围，需要开始药物降脂了

根据化验单参考值范围判定血脂正常或异常是错误的，这是普遍存在的一个误区，有必要郑重强调。大家一定要记住，需根据自身的情况判断坏胆固醇控制在多少是安全的。冠心病、糖尿病患者要低于 2.6 毫摩/升，高血压、肥胖患者要低于 3.4 毫摩/升，如果是年轻人、健康的人，则要低于 4.1 毫摩/升。不同人群降脂的目标值不同，必须区别对待。

医生不说你不懂

"瘦"不是血脂正常的金标准

一般的印象是，只有胖子血脂才高，瘦人血脂应该正常。事实上，体形正常或偏瘦的人血脂升高的并不少见。引起血脂升高的原因很多，包括遗传、代谢和多种环境因素，体重只是原因之一。如家族性高胆固醇血症是一种常染色体显性遗传性疾病，体内存在低密度脂蛋白清除障碍，总胆固醇和坏胆固醇也因此显著升高，常规的降脂药治疗效果不理想，往往需要加大剂量或联合用药。

瘦人的血脂不但可能升高，而且还可能明显升高。因此，任何人也不能对血脂异常掉以轻心，尤其是中老年人，更容易发生心脑血管疾病，定期检测血脂很有必要。

血脂异常门诊答疑解惑

总胆固醇低，不能保证杜绝冠心病

问题	一位 61 岁的患者在诊所随访了 5 年，其总胆固醇水平为 3.8~4.8 毫摩/升，低于正常参考最高值 5.2 毫摩/升。他却得了心肌梗死、冠状动脉硬化，全身其他动脉也发生了硬化。为什么这位患者总胆固醇不高，还是发生了冠心病呢？	答案	他的高密度脂蛋白胆固醇（好胆固醇）水平很低，仅为 0.6 毫摩/升。

单纯好胆固醇水平高，也不能保证不发生心脏病

| 问题 | 一位 51 岁从事跑步 15 年的老运动员到诊所检查身体，看上去他的身体很健康，而且好胆固醇水平为 1.6 毫摩/升，高于正常参考最高值。但他的心电图有改变，进一步检查发现他已经患上了严重的冠心病，通过冠状动脉搭桥手术才挽救了生命。为什么他的好胆固醇很高，又长期参加运动，还会发生冠心病呢？ | 答案 | 他的总胆固醇水平高达 10.4 毫摩/升。 |

降低血液黏度，不需要打点滴

| 问题❶ | 李大爷患糖尿病已 5 年，血糖控制尚可，但血脂检查一直不达标，而且医生说他的血液黏度也很高。血脂异常与血液黏度高是一回事吗？有报道说"血液黏度与血脂无关"，这对吗？ | 答案❶ | 这种说法不正确。血液黏度是与血脂异常形影不离的一个概念。临床上应用降脂药物既能降低血脂，也可降低血液黏度。每天至少喝水 1500～1700 毫升是一个降低血液黏度很好的方法。 |
| 问题❷ | 现在流行一种靠输液疏通血管的"疗法"。不少老年人即使没得病，也会定期去医院输液，因为他们认为输液可以稀释血液，防止血栓。 | 答案❷ | 这种方法不可取，有害无益（没有效果还增加风险），可能出现药物过敏反应、输液反应等。"输液疏通血管"是过于物理化的推理，以为血管像普通的玻璃管一样，有污垢了用"去污剂"就可以洗掉。这是不科学的。 |

调理血脂异常的饮食策略

1. 每天保证 40～75 克富含优质蛋白质的瘦肉或鱼虾，如鸡胸肉、虾、鳕鱼等。

2. 每天摄入膳食纤维 25～35 克，多食如豆类、藜麦、木耳、油菜、西蓝花等食物。

3. 每日的胆固醇摄入量不超过 200 毫克，动物内脏、墨鱼、干贝、鱼子、蟹黄等食物中胆固醇含量高，应加以限制。

4. 适当选用橄榄油、茶油等富含单不饱和脂肪酸的油类。

4 糖尿病，别让血糖坐过山车

如何正确自测血糖

正确测量方法

1 注意血糖仪的各种提示信号，操作前确认有充足的电量。然后调整好血糖仪代码，使之与试纸代码相同。每次自测时，都要查看试纸表面有无受潮或受到其他污染，切忌用手触摸试纸条表面。

2 采血前先用温水或中性肥皂洗净双手，反复揉搓准备采血的手指，直至充血。然后用 75% 的酒精消毒指腹，待酒精挥发完后再扎手指。

3 将一滴饱满的血吸入试纸的吸血槽中，将试纸插入血糖仪中等待结果即可。需要注意的是，将血吸到试纸上后不要再追加吸血，否则测试结果不准。

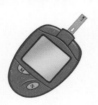
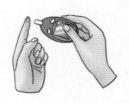
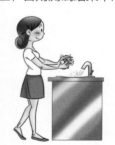

采血注意事项

采血部位要交替轮换，若长期刺扎一个地方，易形成瘢痕。

扎针时需要注意千万不要挤压采血的手指，因为太用力挤压手指会稀释血液，影响检测结果。

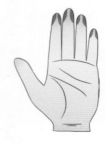

在手指侧边采血不仅疼痛较轻，且血量充足

战胜糖尿病的饮食策略

粗粮不细做，GI 不升高

从食物血糖生成指数（GI）的概念出发，控制粮食碾磨的精细程度很关键。把粗粮研磨成粉、粉碎成小粒、压成泥或熬成软烂的粥等都是所谓的粗粮细做。粗粮细做后，会加快血糖上升的速度，而较大颗粒的粗粮需经咀嚼和胃的机械磨碎过程，延长了消化和吸收的时间，血糖上升更缓慢、温和。

糖尿病患者应选用复合碳水化合物和粗粮，尤其是富含膳食纤维的全谷物（全麦粉、燕麦、糙米等）。以面包为例，白面包的 GI 为 70，但掺入 75% ~ 80% 大麦粒的面包则为 34，故提倡糖尿病患者用粗制粉或碎谷粒制成的面包代替精细粮食。

吃整不吃碎，降 GI

越"碎"的食物 GI 越高，比如大米煮成粥，米变碎了，GI 自然就升高了。甚至还有人把米打碎再熬粥，这样 GI 就会更高，糖尿病患者肯定是不能这么吃的。还有，蔬菜瓜果等切成小块或碎末，有助于吸收，但 GI 也会增高。所以，糖尿病患者最好吃整不吃碎，准备饭菜时以简单加工为好。

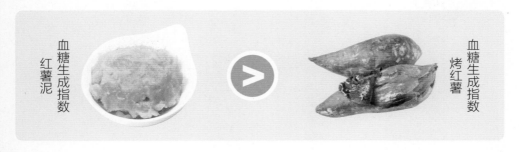

血糖生成指数 红薯泥 ＞ 血糖生成指数 烤红薯

蔬果吃生不吃熟，GI 更低

食物的生熟程度也会影响血糖生成指数。一般来说，煮熟的水果或蔬菜中糖的含量高于生的水果或蔬菜。因此，生食物的 GI 相比熟食物低。蔬菜焯一下就能吃的不要煮太长时间，能生吃的不熟吃。另外，糖尿病患者最好不要选那些已经熟透，甚至有酒精发酵味道的水果。

先吃蔬菜后吃米饭，控餐后血糖

蔬菜中含有丰富的膳食纤维和维生素，可延长碳水化合物的分解时间，从而延迟糖分在小肠里的吸收，延缓餐后血糖升高。另外，人们的习惯往往是开始时吃得多，所以要先吃升高血糖速度较慢的食物，最后吃米饭，以延缓血糖的上升。而且，此时已经不会感觉很饿了，就不会一下子吃太多主食。

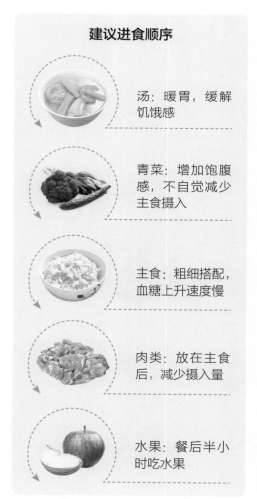

建议进食顺序

汤：暖胃，缓解饥饿感

青菜：增加饱腹感，不自觉减少主食摄入

主食：粗细搭配，血糖上升速度慢

肉类：放在主食后，减少摄入量

水果：餐后半小时吃水果

急火煮、少加水，降 GI

食物的软硬、生熟、稀稠、颗粒大小对其 GI 都有影响。一般来说，加工时间越长，温度越高，水分越多，糊化就越好，食物 GI 也越高。因此，急火煮、少加水的烹调方式，更适用于糖尿病患者。

副食中加醋，降 GI

醋有助于控血糖，其原因有二：

1. 因为醋中含有的醋酸能抑制淀粉酶的活性，从而减慢淀粉分解成葡萄糖的速度。

2. 醋酸可使食物在胃里停留较久，延缓胃排空时间，从而降低血糖反应速度，使人不容易感到饿。

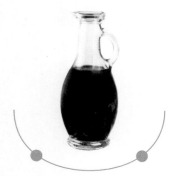

在做凉拌菜时多放点醋

在炒菜和炖汤时也可适当加点醋，不仅美味，还能促进某些营养素的释放和吸收

要警惕糖尿病患者出现低血糖

低血糖的诊断标准

已确诊的糖尿病患者，当血糖低于 3.9 毫摩/升（70 毫克/分升），即为低血糖。或血糖值不低于此值，但因血糖短期内下降太快，例如由 11.1 毫摩/升（180 毫克/分升）快速下降至 4.4 毫摩/升（80 毫克/分升），也会出现低血糖的症状和体征，这也属于低血糖。

出门携带三样东西谨防低血糖

由于糖尿病患者在大街上、家中、办公室、驾车时或运动时都有可能发生低血糖，所以平时出门时最好随身携带三样东西：第一样是含糖食物，如糖果、饼干、巧克力、面包、果汁等；第二样是水；第三样就是病历卡，卡上写明本人姓名、地址、联系人、急救中心电话及所患疾病名称等以备不时之需。

看清低血糖的"真面目"

出现下列情况时应高度怀疑低血糖症：①强烈的饥饿感；②手抖；③手心或额头出虚汗；④全身大汗淋漓；⑤双腿软弱无力，步态不稳；⑥心跳加快，心慌；⑦视物模糊，眼冒金星；⑧头晕或头痛；⑨说话含糊，精力不集中；⑩行为举止异常。严重时可能出现抽搐、意识丧失、昏迷、甚至危及生命。

一旦发生低血糖，怎么办

第一，先吃几块饼干、巧克力、糖果或其他含糖食物，看能否缓解症状。进食后，一般低血糖症状会在 15 分钟内缓解；若未能缓解，有条件的马上送医院注射葡萄糖；或者再食用上述食物，若仍不缓解，应及时到医院诊治。

第二，如果平时用的降糖药是 α - 葡萄糖苷酶抑制剂，如阿卡波糖（拜唐苹）、伏格列波糖（倍欣），那么吃几块糖、饼干肯定不行，因为 α - 葡萄糖苷酶抑制剂的作用原理就是阻止和延缓肠道将多糖转化为葡萄糖，减少后者吸收入血。因此，这类患者补充一般的糖无效，必须用葡萄糖急救。家里有葡萄糖粉的，应该迅速冲水喝下，或者送到医院静脉推注葡萄糖。建议这类患者家里常备葡萄糖粉（可以在药店买到）。

预防心力衰竭就要做好心血管疾病的全面防控

疾病最好的治疗方法是预防。既然心力衰竭是各种心脏疾病发展到终末阶段表现出的临床综合征，那么预防心力衰竭最有效的办法就是做好心血管疾病（包括危险因素）的全面防控，如心肌疾病、瓣膜病和先天性心脏病的早期发现和及时治疗，从源头阻断心力衰竭发生的诱因。

尽早发现心力衰竭的前期症状

许多心力衰竭的前期症状或表现是可以被发现的，发现后要积极采取措施。如对无症状左心室功能不全的患者积极干预，阻止其向心力衰竭发展（已有左心室功能不全，不论是否伴有症状，应用 ACEI 均可防止其发展成严重心力衰竭）。当心脏病患者出现憋喘、下肢水肿时，就要怀疑发生心力衰竭。

去除加重病情的诱因

针对已经患有心力衰竭的患者，要积极评价和治疗心力衰竭的基本病因，去除心室功能不全的诱因，例如感染（尤其肺部感染）、心肌缺血、有毒物质、酒精、药品、甲状腺疾病等，特别是防止心动过速性心律失常，或者尽可能将其转为窦性心律（正常心律）。

去除加重心力衰竭的诱发因素也是防治心力衰竭的重要组成部分，譬如控制感染（如使用流感和肺炎疫苗）、心律失常（特别是心房颤动合并快速心室律）、纠正贫血和电解质紊乱，注意是否并发肺梗死等。

心力衰竭患者的注意事项

积极配合治疗，避免加重心力衰竭的诱发因素

1. 严格按处方服药；有关治疗和康复的问题（如药物的名称、剂量、疗效、不良反应及对策）要咨询医生；及时反馈用药过程中的任何不良感受。

2. 按时复诊。

3. 观察病情变化，当出现呼吸困难、乏力、下肢水肿或脱水、多汗等情况时，及时反馈给医生。

4. 要特别关注体重变化。每天早上起床后，同样衣着，自测体重。若体重增加1~2千克、1~3天内体重实增2千克或者6个月内体重下降5千克以上，应加以警惕，立即就诊。

5. 学会摸脉搏，数心率。将右手中间三个手指的指肚轻轻放在左手的手腕处，然后数15秒钟，得数再乘以4，就可以算出每分钟心脏跳动的次数（即心率）。

生活上要注意这些

1. 戒烟、限酒，控制体重。

2. 保持低盐饮食，限制钠的摄入。

3. 心力衰竭患者每昼夜摄入的液体总量不应超过1.5升。

4. 食欲缺乏的患者可采用少食多餐的方法。

5. 按康复计划参加经常性的运动训练和压力松弛技术训练。病情稳定的心力衰竭患者应在医生的指导下从事低水平的耐力性活动（如散步），帮助改善受损的运动能力和提高生活质量。

6. 心力衰竭患者抵抗力较弱，建议所有患者，特别是晚期患者接种疫苗，预防流感和肺炎等疾病。

7. 育龄女性要注意避孕。心力衰竭患者妊娠生育危险性极高，孕前必须咨询医生。

8. 心力衰竭患者的性生活具有一定危险性，可事先含服硝酸甘油，并避免过度激动。

医生不说你不懂

心力衰竭患者应保持电解质平衡

电解质是指血液中钾、钠、氯等离子的浓度。心力衰竭患者自身对于电解质的调节能力会降低，而治疗心力衰竭的多种药物对血钠和血钾有影响，容易导致电解质紊乱。因此建议心力衰竭患者严格控制血钾，将其控制在4.0~5.0毫摩/升，进入3.5~3.8毫摩/升或5.2~5.5毫摩/升等边缘范围也应及时纠正。

心力衰竭患者应当坚持运动

适当的运动可以改善心功能，改善症状，减少不良情绪，使身体充满活力。运动还可以降低体重、改善血液循环、降血脂，这些对于心力衰竭患者很有益处。

心力衰竭患者应当在医生指导下运动

心力衰竭患者开始运动康复之前，为了安全起见，需要先进行运动试验或心肺运动评估，以帮助医生掌握适合患者的运动量，为患者制订切实可行的运动处方。运动试验可以采用6分钟步行试验或平板运动试验。

许多心力衰竭患者在开始运动时会感到紧张，因此有必要制订康复计划，保证锻炼的安全性，帮助患者树立信心，促使他们养成有规律的锻炼习惯。

刚开始运动康复时，应有医护人员在现场指导和监护，每周进行几次室内跑步机或脚踏车等运动锻炼，观察运动中出现的不适感或症状变化。

提示

心力衰竭患者要在医生建议的运动范围内运动，以不引起症状为准，出现不适感（如胸痛、呼吸困难、头晕或头重脚轻）应当立即停止运动，并及时向医生咨询。

运动时的注意事项

1. 穿宽松的衣服和合脚的平底鞋。

2. 运动从慢到快，时间从短到长，逐渐增加到每次30分钟，每周3~4次或按医生建议进行运动。若不能达到每次30分钟，可以一天内分多次5~10分钟运动，累积达到30分钟即可。

3. 避免竞技性、爆发性运动（如举重）；避免饭后立刻运动。

4. 在相同的时间进行运动，可使生活更加规律。如在每周一、三、五午休后运动30分钟。

5. 如果停止运动3周，需要重新开始，应逐渐增加运动强度和时间长度，不能马上回到停止前的运动量。

6. 运动前、中、后各喝一杯水（最好先咨询医生，因为有些患者需要控制液体摄入量）。

7. 与家人或朋友一起运动，更易于坚持，也更安全。

8. 将运动情况记录下来，如行走的时间长短、距离和每次运动后的感觉。

9. 刻意寻找更多的运动机会，如步行购物，爬楼代替乘电梯，看电视过程中时不时起身活动10~15分钟。

重度心力衰竭的康复运动

重度心力衰竭以及用利尿剂难以控制的严重下肢水肿患者可采用被动运动。家属帮助患者进行肢体运动，避免因长期卧床引起静脉血栓、褥疮等问题。

对于重度慢性心力衰竭患者，可先采用床边坐立法，坐立于床边的椅子上，每日 2 次，每次 10~30 分钟。依病情改善程度逐渐增加强度，直至步行、爬楼梯等肢体活动。

重度慢性心力衰竭患者运动的开始阶段可能会出现暂时性水肿加重，这主要是运动使循环血容量增加的缘故，可在医生指导下使用利尿剂或增加利尿剂用量，并坚持运动康复。

若心力衰竭症状持续恶化，应及时就医，按照医嘱调整康复计划，以确保运动的安全性。

制订长期运动训练计划

慢性心力衰竭的治疗计划包括长期运动训练，特别是有氧运动可以改善症状，提高生活质量。这些作用通常在运动训练 4 周后开始显现。运动训练的强度可以分三个阶段。

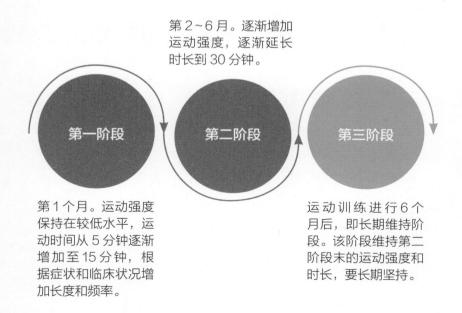

第 2~6 月。逐渐增加运动强度，逐渐延长时长到 30 分钟。

第一阶段

第二阶段

第三阶段

第 1 个月。运动强度保持在较低水平，运动时间从 5 分钟逐渐增加至 15 分钟，根据症状和临床状况增加长度和频率。

运动训练进行 6 个月后，即长期维持阶段。该阶段维持第二阶段末的运动强度和时长，要长期坚持。

做一个明白的心血管疾病患者，拒绝过度检查和治疗

看病、检查、治疗、用药，整个就诊流程下来，常常能听到类似的抱怨："这个检查反复做了好几次""这个药又开多了"……对广大患者来说，了解点心血管方面的知识，对疾病有个判断，就可以避免这种情况。下面将日常医疗工作中遇到的患者经常困惑的问题整理出来，希望对大家有帮助。

期前收缩不代表有病

期前收缩本身不代表有病、无病或病情程度。无器质性心脏病的期前收缩，若无明显症状，可以不治疗。有症状时要区分是直接与期前收缩相关，还是焦虑抑郁症状。若有器质性心脏病（如心肌梗死、心力衰竭），则治心脏病不治期前收缩。

期前收缩是儿童、青少年时期常见的心律失常，健康的学龄儿童、青少年有0.5%～2.2%出现过期前收缩。多数孩子没有自觉症状，日常活动和生长发育也不受影响。

正确对待心率减缓

有的患者看到心电图上报告窦性心动过缓，也会紧张。有时冠心病、心绞痛或心肌梗死患者吃了β受体阻滞剂，心电图报告显示心率53次/分或48次/分，虽然无任何症状，患者也会自己停药。实际上，心率的合理适度减慢是对心脏的保护。

人的一生，无论白天黑夜，工作或睡觉，心脏都在不停跳动。心率慢一些，可以让心脏不过劳，有益于心脏的健康。长期坚持有氧代谢运动的人更健康，他们的心率也比较慢。

值得注意的一个有趣现象是，无论是动物还是人，一生的心跳次数似乎是"定数"。心率慢的寿命往往超过心率快的。老鼠心跳每分钟500次，寿命2年；乌龟心率每分钟6次，可活200年。

只要无不适症状，静息时心率每分钟在50次以上，甚至每分钟47～48次都不必紧张，不需要起搏器治疗。冠心病患者用β受体阻滞剂后心率降至53次/分，偶尔47～48次/分，只要无不适感觉，不用停药，也不用减量。

窦性心律不齐是正常健康的心律

不少患者看到心电图上报告"窦性心律不齐"时，误认为自己出现了心律失常。实际上，窦性心律不齐不但正常，而且健康。

人的心脏是先有电兴奋后有机械收缩。心脏的电兴奋由右心房上方的窦房结首先发放电脉肿，窦房结活动的频率受自主神经（交感和迷走神经）控制。交感神经兴奋时心率就快，迷走神经兴奋时心律就慢。运动、激动、受惊吓、饮浓茶、咖啡时交感神经兴奋，窦房结的电活动就加快。安静、入睡时窦房结电活动就减慢。甚至一呼一吸之间，交感神经和迷走神经都会交替兴奋，吸气时窦性心率稍快，呼气时窦性心率减慢。

因此窦性心律不齐是正常健康的表现，而非心律失常。

不盲目接受起搏治疗

24小时动态心电图现在很普及。心房颤动患者尤其无症状的老年患者，做动态心电图时容易发现夜间有心跳的长间歇。如果一个长间歇是2秒，那么每分钟最慢心率为30次；如长间歇为3秒，每分钟最慢心率就是20次；长间歇如为4秒，每分钟最慢心率就是15次。这些数字往往会令人焦急、紧张甚至惊恐。

以前长间歇2秒、3秒可能就会被植入起搏器。现在指南提出，长间歇5秒（最慢心率12次/分）才需要植入起搏器。没有症状，夜间有长间歇，别盲目"被起搏"。

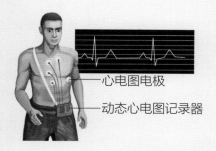

心电图电极

动态心电图记录器

女性ST-T波改变大多不是冠心病

我不止一次听到一些六七十岁女患者讲起病史，很认真地说自己被诊断为冠心病三四十年了，但最近接受冠状动脉CT或冠状动脉造影却是正常。被带上冠心病"帽子"的起因就是年轻时心电图报告有ST-T改变，结论是心肌缺血，心肌缺血就是冠心病。

事实上，中青年女性，如无高血压、糖尿病、血脂异常，不吸烟，没有早年患冠心病家族史，则患冠心病的可能性较小。这些心电图的ST-T改变并不代表有心肌缺血和冠心病。

这些女性常描述有胸闷、憋气甚至有

夜间惊醒，自述濒死感，大多为焦虑惊恐症状。在双心门诊治疗后，疗效非常好。之前的女性仅因为心电图报告的ST-T改变就接受CT、造影检查，不仅花了钱，接触大量射线还带来癌症的风险。

正确理解超声心动图报告

超声心动图报告单上有时会写很多术语，如二尖瓣轻度关闭不全、三尖瓣轻度关闭不全、主动脉瓣轻度关闭不全等。上述这些情况是正常现象，就像家里的门，关得再严也有空气能透过，千万别紧张。

心电图要注意区分类型

心电图或动态心电图上如报告为Ⅱ度房室传导阻滞，要区分是Ⅰ型还是Ⅱ型。如为Ⅰ型，又无临床症状，不用治疗；如为Ⅱ型，可能需要起搏治疗。

不少动态心电图报告常把Ⅰ型误报为Ⅱ型，易误判为"过度起搏"。如看到心电图报告为Ⅱ度房室传导阻滞，又毫无症状，要找有经验的医生再认真看看，别盲目接受起搏治疗。

不要盲目接受支架或搭桥治疗

现在体检中CT用得较多，有些地方甚至是滥用。CT检查报告常看到一些不同程度的冠状动脉斑块。如无症状，没有心绞痛，别轻易进行造影和安装支架；必要时可做心电图活动平板运动试验评估。

如有胸痛胸闷症状，要找常年从事临床工作的医生好好分析一下是不是心绞痛。

如果在门诊碰到"三句半"："有胸痛，不典型，咋办？造影！"不要盲目马上住院，要谨慎决策。

冠状动脉CT发现肌桥，千万不要盲目接受支架或搭桥治疗。

稳定的心绞痛不一定要做支架

急性心肌梗死千万不要犹豫，置入支架越快越好！对于急性心肌梗死或严重的不稳定型心绞痛患者，支架可挽救生命。

如心绞痛虽稳定，但用药后心绞痛控制不满意，支架有助于更好缓解心绞痛症状。

如心绞痛稳定，药物治疗后病情稳定，症状控制满意，不要轻易做支架，要找医生评估。

如心绞痛稳定，用药后症状消失或很少发生，那么做支架没有必要。

我完全不同意以下说法。

1. 只要狭窄 70%，就置入支架

体检时如冠状动脉 CT 发现 70% 左右或更轻的狭窄，没有症状或症状不典型，做心电图负荷试验阴性，做支架意义不大，甚至可能带来风险。这种情况下支架的风险可能比自身病变风险更大。

狭窄 70% 是否要置入支架，要认真评估下列临床症状后决定：有无心绞痛？病情是不是稳定？狭窄血管供血的心肌范围？药物的疗效如何？

如病情稳定，药效好，狭窄血管不是主要大血管，则不需要置入支架。

2. 不置入支架随时会有危险

需要注意的是，如果病情稳定，置入支架比不置入支架更危险！支架可能扩破稳定斑块，斑块破裂，血栓会随之而来。支架尤其是药物支架本身是长期有血栓风险的血管内金属异物，放多了风险更大。

3. 左主干、多支血管病变，又有糖尿病，"能搭桥也能支架，搭桥要开胸，支架不开胸"

这是骗人的！这种情况搭桥的远期效果优于支架。

4. 搭桥只管 10 年

不对。用患者自身的乳内动脉搭桥，10 年后 95% 的桥血管还通畅。保护好主干道（左主干），可长期有效。

支架不过 3

即使需用支架治疗，大多数情况下置入支架不应超过 3 个。需要 3 个或更多支架的患者，要由心内外科进行会诊。左主干、前降支近端、多支血管病变，尤其合并糖尿病者，做搭桥手术远期效果优于置入支架。

哪些患者不要做导管射频消融

心房颤动患者若发作不频繁，症状不明显，尤其是老年人的持续性心房颤动，不用做射频消融治疗。

德国著名心脏专家公布过这样的信息：阵发房颤消融成功率 50%，持续房颤消融成功率 40%，永久房颤消融成功率 30%。

"成功"的定义：消融后一年不需要服抗心律失常药物，无心房颤动、心房扑动和房性心动过速。

很多老年人的心房颤动无任何症状，心室率也不快，不用消融，也不需要用抗心律失常药物，主要应预防脑卒中，用好华法林，有条件也可选新的抗凝药物。

换季时定期输液稀释血液无效有害

血液黏度很容易被过度关注，"稀释血液"成了一个荒谬的大市场，包括各种保健品、定期输液、稀释血液等。很多老年人换季时去医院输液，真的很不安全，也没有效果！解决"血黏"最可靠的方法是降血糖、降血脂、降血压、多饮水、多运动。